多重人格とボーダーライン

町沢静夫

駿河台出版社

目次

I

多重人格

1　はじめに

多重人格は精神科の主流ではない。しかし私は、四〇年以上精神科の臨床医をやり、八五人もの患者を診ていたことに驚かされた。確かに多重人格は少なくはない。ちょっと気が付けば見つけられるものであるが、多くの場合、他の精神科医は多重を意識しないために見つけることができなかったように思われる。私のところで「多重人格を診てくれ」と言われ多重人格の患者を診たこともあるが、多くの患者は私の外来に来ているうちに多重の側面が明らかになって、それを治療していたということが多い。しかし「そんなにいるわけはない」と他の精神科医は言うのだが、事実であるから仕方がないと私は思っている。

多重人格の原因は、まず、虐待やトラウマに出会うからである。虐待とは言わないまでも、あるいはまたトラウマとは言わないまでも、言わないほどの小さな出来事でも、本人にとってみれば異常な苦痛となる、死ぬか生きるかの苦痛であるということも結構みられ、それが多重の原因になっていくことがある。特にいじめは、傍から見ると大したいじめじゃないように見えても、小中学生にとっては大変な苦痛となっており、それが多重の引き金となっていることもよくみられた。

多重人格は明らかに虐待やトラウマへの防衛策の一つであるといってよい。しかも、人格がいくつかに分かれるという多大な犠牲を払って自分を守ろうとする試みだ。もちろん、虐待、トラウマがあると言っても、本人にある種の素質がなければ起こらない。その素質は被暗示性であり、あるいは弱さといってもよいものである（vulnerability）。こういったものが重ならなければ起こらないだろう。

また、一過性の精神病的混乱が治っていく途中で、多重を示す人もいる。そのような人が学校でいじめを受けたのである。教科書に「おまえなんか死んでしまえ」と言ったようなことがやたらと綴られ、その体験で精神的混乱、錯乱が生じて、その回復途上で小さな子供の交代人格が出現した。人がたくさんいるところでは、小さい子供の人格が出る。それは小さい子供ならば人はいじめないということによる「いじめの回避」が、考えられる。

多重人格に対する治療は、未だにはっきりと確立されていない。またすぐに治るものではない。その人格が分かれて、再びそれを統合するにしても、常にその人格自身の歴史があって、そう簡単に統合するわけではない。ただトラウマや虐待の実際を知ること、特に主人格は知らないことが多いので、それを知らせていくことによって、辛いであろうが、自分の体験の中に組み込んでいかなければならない。

各交代人格のコミュニケーション、それがきわめて重要である。コミュニケーションが進めば進むほど、まとまりが強くみられるようになり、時には統合もみられる。

主人格と交代人格の主人格争いもよくみられる。また交代人格同士の争いもよくみられる。したがって、交代人格と主人格のコミュニケーションをよくすると簡単に言っても、その内実はきわめて難しく、多大な苦労を要する。

振り返ってみると、大変な数の交代人格を持っていても、七、八年経っているうちに、随分交代人格はいなくなり、またほとんど出なくなるというものをよく診てきたものである。多重人格が一生多重人格かどうかということは、かなり疑問である。しかし時には少し交代人格が減ったとしても、多少の交代人格を持ちつつ一生を終える人もいると思われる。

一番厄介なのは、多重人格にボーダーライン（境界性人格障害）が加わっている場合である。ボーダーラインという人格障害を合併していることは、多重人格にはよくみられる。そのような人の場合、ボーダーラインそのものの治療が厄介である上に、多重人格の治療の厄介さが加わり、途方もなくエネルギーを費やさざるを得ないことが度々ある。交代人格は虐待やトラウマの記憶を引き受け、強い交代人格や子供の交代人格になることが多い。他方、主人格はその虐待の記憶の大半を失う。そのことで自らの存在が軽くなってしまうことが多い。虐待の記憶が軽くなることで多重人格者は自己防衛をするのだが、それがかえって他の交代人格から馬鹿にされる程、弱くなるのである。

主人格の座を他の人格に明け渡すこともある。作られた新しい人格は、虐待やトラウマの記憶を持っていない。あるいは持っていたとしても、きわめて薄くなった形で持っていることが多い。それほどまでに虐待やトラウマの記憶、体験が恐怖であったと言うことでもある。おそらくこのことが、多重人格の中心的な意味、自己防衛としての多重人格と考えられる。

ボーダーラインも幼児期に虐待やトラウマを経験した人がかなり多くみられる。家庭の崩壊、親の離婚、さまざまなトラウマが彼らを襲って、人格の成長が歪んでしまっていることが多い。しかし彼らが怒ることによって、逃げることによって、その虐待やトラウマからうまく逃げたともいえる。しかしこのような人たちは、いずれも虐待やトラウマに脅かされ、自分の人生が極端に不安定になった人たちであると知る必要がある。そのため、アイデンティティーが弱くなってしまうのである。

2　私と多重人格との出会い

精神科医としての私と多重人格との出会いは私の三〇歳代からであった。その頃私は二人の二重人格を診ていた。二人とも女性である。一人は、男女問題のもつれ、そしてまた、相手の男性の母親の死が大きな衝撃となって二重人格になっていた。もう一人は、学校の先生との恋愛関係にあって、その先生が別の先生に交際を止められてしまい、彼女はその別離に耐えられず、二重人格になった。最初のケースはおよそ三ヶ月で治った。二番目のケースは二週間前後で治った。

マリアという多重人格者が私の前に現れた。彼女の夫が連れてきたのであるが、「治らなければ離婚をする」ということで、彼女は渋々治療を受けに来た。マリアの多重人格は結婚後、明白となり、夫はその多重の、一人一人の人格の性格をきめ細かく記録していた。この夫の記録によって、彼女の人格をきわめて細かく整理することができた。しかし、夫との離婚が成立したあとは、私の治療を受けに来ることはなくなってしまった。時々連絡はあったが、きちんと治療に来ることはなかった。

やがて離婚の民事訴訟が始まり、彼女は多重人格として認定され、離婚が成立した。その民事訴訟では、私が夫の要望により、彼女は多重人格であるという診断書を出した。医者として、彼女の多重人格を診ただけに否定することはできず、私は彼女にいささか負い目を感じながら、多重人格と診断したのであった。

ところが、一方でマリアは、T大学のU教授の診断を受け、U教授は、わずか四〇分で「正常。問題なし」という診断書を出した。そしてその中には、私に対する批判が述べられていたのである。曰く、「三回会ったぐらいで多重人格がわかるはずはない」「催眠術を使うとは、アメリカの治療の常識に反する」。いずれも、全く学問的な裏付けのないことをもって、意見書として出したのだった。

多重人格は、まず多重であるかどうかを調べるために軽い催眠をかけて、交代人格の有無を知ることが、治療の最初にやるべきことである。したがって催眠をかけなければ、もしその多重人格者が、治療者の前で終始主人格でいたとするならば、その医者は多重人格という診断は不可能になってしまうだろう。しかし、催眠をかけて交代人格を出した場合、その交代人格が嘘をつくということはきわめて難しい。

むしろ嘘をつくとするならば、主人格というべきである。実際この民事訴訟では、マリアは「自分は多重人格ではない」と主張したのである。しかし夫の克明な電話の録音テープや、私の診断書によって多重人格であることが認められたのである。民事訴訟で多重人格が認められたのは、これが最初ではないかと思うが、詳しく調べていないので二番目かもしれない。それにしても、T大学のU教授の主張は多重人格を一人も診ていない時点での意見である。そのような人が診断することはほとんど不可能と思われる。

このように多重人格が二例現れて以来、私のところには多重人格がどんどんと集まるようになってきた。それはインターネットの普及に負うところが大きい。インターネットによって私が多重人格を診ていることが広まり、それが広く伝わり私のところに治療に来る多重人格がきわめて多くなったのである。そして今現在（二〇一二年一月）までに、八五人の多重人格を診たことになる。これは日本では相当多いものだと思われる。

それにともなって、私はさまざまな多重人格の治療をしなければならなくなった。アメリカの本も相当読んだが、それらの書物には歴史的かつ一般的な説明が多く、具体的にどう治療をしたらよいかは不明瞭であった。したがって私は自分なりの方法で多重人格の治療をしなければならなかった。

多重人格の治療は普通の治療に比べると時間がかかり、普通の病院の外来で診ることはなかなか難しい。したがって特別な時間をとって、治療をした。それは一時間、時には二時間を要することもあった。人格数が多ければ多いほど、治療の時間が長くなるのは当然のことである。

しかし、多重人格についての偏見は相変わらずの状態である。

私自身、たくさんの多重人格の治療をしている現実があるが、精神科医の中には「多重なんていない。あれはヒステリーである。いや分裂病である。いやボーダーラインである」といったようなことを平然と言っている人がいた。やはり自分がその治療を経験しなければ、多重の実際をよく知ることができないということは、その当時から私も考えざるを得なかった。いわんや裁判ともなれば、裁判官、弁護士に十分な多重人格の理解がない現状からすると、裁判にもならないほど困難をきわめるのは当然のことであったのかもしれない。

私は本書をそのような多くの人々の多重人格への誤解と無知を少なくするために書かねばならないと思った。

3　多重人格の初期の現れ方

多くの多重人格を診ることになったが、その中には「自分が多重かどうかわからない」、あるいは「頭の中がざわざわとするが、自分が多重かどうか診て欲しい」という人たちがずいぶんいた。

この多重人格の初期のプロセスは、みな類似していた。まず初めに、頭の中でざわざわといったような音がし、何とか気にしているのであるが、無視していると、それがやがて声のような形になってくる。そして、その声が何を言っているのかはわからないが、人間の声であることに間違いないと思えてくる。やがて、自分には似合わないシャツを着ている、あるいは自分が買ったこともないような物を持っているということが起こる。

つまりこれは交代人格が買ったのであるが、主人格は知らないのである。これを解離性健忘（交代人格が出ている時は主人格はその時の記憶を持っていない。

このような状態をここでは解離性健忘と呼んでいる）と呼んでいる。

このように主人格と交代人格がちぐはぐになってしまい、主人格が戸惑う様子がよくわかるようになる。この時点では、すでに交代人格は外に出ている。それを確かめるには、私自身、自分で自然に学んでしまった催眠で交代人格を出すのだが、それで多重人格が明白になる。

ある大学院生の女性は、ストーカーに追われ、レイプされたというトラウマで多重人格になったのであるが、私のところに来た時には「自分は多重人格だとは思わない」と強く主張していた。

私は当時、催眠にかけることをしていなかったので、彼女に「夜、いるかもしれない交代人格に、いろんな話をノートに書いてごらんなさい。そして朝、書いたものを見てごらんなさい」と指導した。彼女は一週間ノートに書きつづけ、朝になると明白な答えが出てくるようになった。交代人格の名前は明白であった。しかもその交代人格は主人格を嫌い「私こそ主人格」と主張する人格であった。これは後の私も知ることになるが、交代人格はみな自分を主人格と思いたいのである。そのために、交代人格と主人格が葛藤に陥ることがしばしばあった。やがて彼らはパソコンで用件を伝え合うようになった。

ところが、彼女が妊娠し子供を出産すると、不思議なことに交代人格はみな消えてしまい、多重は治ってしまった。

今、私は多重人格を疑っている人に催眠をかけて頭の中にいる交代人格に呼びかけると、大体は出てくるので多重であるとわかることが多い。このように「自分が多重かどうかわからないので調べて欲しい」という多重人格の患者も多くなってきたのである。

このようなプロセスで、私は多重人格の診断、多重人格の経過、そして治療のあり方を自分で学んでいった。私が言う催眠とは自分流のものであって、催眠なのか、呼びかけなのか、自分でもわからない。私は両手を相手の目にあて、交代人格に会いたい、出て欲しいと言うだけである。

4　多重人格は治療できるか

私は二二年ほど前から多重人格を治療しているが、当初は多重人格の治療法について詳しく書いた本をみつけることができなかった。したがって試行錯誤で始めたものである。初めは患者の話を聞くという全く受容的な態度で接し、話を聞きながらどうしたらいいのかを考えたものである。

初期は二重人格を三人診ていたが、それらは二重人格になるストレスが治療プロセスの中で容易にわかったので、比較的楽に彼らの動きを見ていた。

症例1　Aさんという女性と面接していた時である。彼女は急に下を向き、全くしゃべらなくなってしまった。「Aさん、どうしたの？」と聞くと、彼女は「私はAさんではありません。Bです」と答えたのであった。

彼女は高校三年生であったが、一年生の頃から男性教師と親密になっていた。

彼女はわざと学校に遅くまで残り、学校で宿題をしていた。するとその男性教師が教室にやって来て、何かと喋ることが多くなったのである。やがて二人は恋愛関係になった。しかし男性教師は他の先生から注意され「この恋愛はやめることにしよう」と決め、彼女にそのことを伝えたのである。しかし彼女は納得できず、不満を持っていた。そのためにおいつめられて手首を切り、病院に入院したのであった。それが原因で二重人格になったと大体推定できたのであった。そしてその二重人格は二週間ほどで元の人格に戻った。

その時「あなたが別の人格になったのは、教師との恋愛を断念しきれなかったからでしょう」と言うと、涙を流してうなずいていたのであった。その後、二重人格になることはなかった。これは分析によって治療に向かった。

症例2　もう一人の二重人格の女性は、夜になると恋人のところへ泊まりに行く日が続いた。当然、その恋人も家族の人もびっくりしたものである。といって、彼女はその恋人の家によく遊びに行っていたものの、彼とは結婚する気はなく、二人は単なる遊び友達であった。しかし彼の母親に、自分の息子と結婚して欲しいと懇願されていた。

ところがある日、彼女が遊びに行っている時に、突然母親が脳卒中で亡くなってしまったのである。その日から彼女は夜になると別人格になり、サンドイッチやおにぎりを作って彼の家に行くようになった。彼は初めは何が何だか全くわからず、戸惑い、また彼女の家族も戸惑っていたようであるが、それをしないと彼女が荒れるということで、泊まりに行くことを許可していた。ただし彼女の母親も一緒に泊まらせてもらうということがしばらく続いていた。これが数ヶ月続いた後、自然に彼の家に行くことを止めるようになった。そして夜になって出る別人格も、当然家でも生ずることはなくなった。

このように二重人格の場合は、特に無理をせずとも自然に治っていったのである。今から考えると、これは一過性の解離性同一性障害と考えられるものであり、しかも年齢が高いので自ら治っていったと考えられる。

症例3　次に、治療して二年目になるH子二五歳の心理療法のプロセスを述べてみよう。

彼女は妹とともに私のクリニックへやって来た。彼女自身、自分が多重人格であるということを十分には自覚していなかった。しかし同居していた妹から、夜、さまざまな人格が出ることが報告され、彼女は戸惑いながらやって来たのであった。妹に交代人格のことを詳しく聞いた。そしてまた、危険な交代人格のことも聞いてみた。すると交代人格は六人いた。それぞれの交代人格の名前がわかり、私は安全な交代人格にはちゃんと直面し、危険な人格にはその人格と交流を持っている人格を通じて自分を紹介してもらった。

彼女の交代人格の中にH夫という二五歳の男性がおり、きわめて理性的であり、リーダーとして全人格を見張っていた。またK子は一八歳で、きわめて軽躁状態のような人格で喋りっぱなしであり、愉快な人格であった。子供のように無邪気といってよい。この人格は虐待を知らなかった。

彼女は実父からの性的虐待、また両親からの暴力虐待、さらに小学校の先生からの性的トラウマを受けている。姉妹はそのため親元を離れて二人で暮らしていた。

交代人格のうち、A子とY子、S子は何かと問題を起こす人格であった。特にA子は暴力的であり、Y子には自殺願望があった。S子は悪ふざけが多かった。またM子は四歳であり、ただ楽しく遊び、食べ物が大好きであった。ある時私が、食べ物を出した時、反射的にこのM子が出てきたことがあった。

私は交代人格それぞれに出てもらい、私を知ってもらい、信頼関係を結ぼうと思った。主人格はうつ病的であり、やはり自殺願望を秘めていた。うつ病的な弱さを持ちながら、いわゆる常識は豊富に備えていた。主人格のH子をいかに強くするかが当面の目的であり、彼女の日常の悩みや生活上の問題をよく話した。その結果、次第に主人格が強くなり、かつ明るくなってきた。そのことによって、凶暴なA子や自殺願望の強いY子、およびS子が頭の内部の奥の方へ引っ込んでいき、二年後にはその存在もはっきりしなくなっていた。

かくて主たるコミュニケーションは主人格と三人の交代人格である。しかしM

子は四歳であり、コミュニケーションはきわめて難しかった。また当面成長する可能性もみられなかった。したがって主人格を含めた三人のコミュニケーションを図ったと言ってよい。今現在、このような主人格を含めた四人がきわめて安定し、特に問題に至っていない。生活も安定した。統合は交代人格のH夫が一番望んでいるが、K子もどうやら望むようになった。しかし主人格のH子はやや躁的なK子との統合を拒否し、統合の見通しは今もっていない。しかしかつての混乱した生活に比べ、はるかに安定した生活となっている。

症例4　日常みる多重人格をここで一つ明示してみよう。

ある外来の時、一六歳の女の子は、下を向いてほとんどしゃべらなかった。「今日は機嫌が悪いのだ」と父は言う。ただその話の中で、「このところ、うちの娘は記憶がちょっと途切れているみたいなんですよね」と言っていた。これはひょっとしたら多重かもしれないと思っていたところ、その患者は段々と下を向いて、髪の毛が、全部自分の顔を隠すような形になってじっとしていた。

これは別の人格に変わりたいのだなと思って、「さぁ、変わってごらん。変わるのなら、変わってごらん」と呼びかけると、しばらくして急に顔を上げて「何?」と言う。「随分元気な声だね。じゃあ、別の人格なんだ。あなたの名前は?」と言うと、本当の名前はマスミというのだが、その子は「マス」と言う。「君からすると、マスミのこと、どう思う?」と聞くと「マスミは気の弱いヤツです」といつもよくみられるように、交代人格が主人格のひ弱さを非難するのであった。

やがて「あなたはどんな人なの? 君はマスミのことを知っているの?」と聞くと、マスは「知っているよ。見ているから」「どこから?」「頭から」と言う。そして、自分のことを説明して、「私はマスだけど、体はマスミのものなんだ。自分は単なる霊魂でしかない」と言っていた。これも多重人格の一般的な説明の仕方である。交代人格は主人格のような肉体をもっているわけではない。しかし頭だけはもっているのである。そのうち「マスミも強くなればいいね」と言うと「そうだ。俺は見守っている」と言うのである。「ではあなたは、マスミを守る役割なのかな?」と言うと「そうだ」と答えているのである。

時間もきたので、元の人格に戻さねばと「さぁ、ちょっと目をつぶって。マスミに戻ろうね。さぁ、マスミ、出ておいで、出ておいで、出ておいで」と言うと、また顔を下に向けて、やがて少しずつ顔を上げ、そして目をぱっちりと開けた。「あなた誰?」と聞くと「何?」という顔をしていたが「マスミさん?」と聞くと「そうですよ」と言ったが、状況がよく読めないのである。つまり、これが解離性健忘の時間であった。

解離性健忘から自分の主人格に戻った時の途方に暮れた感じは、どの多重人格にもみられるものである。このように元に戻るのを見て、両親はびっくりしていたものであった。まさかこんな多重のような形になるとは、思っていなかったのである。私は、マスの状態にいる時に「こちらの人とこちらの人、(つまりお父さんとお母さんであるが)誰?」と聞くと、「マスミのお父さんとお母さん」と答えた。「あなたのは?」と聞くと「私は体がないから」と説明していた。この説明も実に一般的な説明である。

かくて親にはちょっとショックだったかもしれないが、この多重はいじめと不登校のストレスのために起こった多重であり、最近はかなり学校に行けるようになっているので、多重も少しずつ治っていくものと考えられた。

5　多重人格の歴史はギリシャ・ローマ時代に始まる

解離性同一性障害は、かつては多重人格と呼ばれたものである。多重人格ということによって、人格障害と間違われることが多いので、解離性同一性障害という形に、初めて「ＤＳＭ‐Ⅲ」（一九八〇年―アメリカ精神医学会作成の診断基準の第三版）でまとめられた。以来、アメリカでは急速に多くなっている。

昨今多重人格が非常に増えている。理由として診断基準がきちんとできたということも大きいが、それのみならず、幼児虐待の増加によって解離現象が多重人格に向かってしまうという流れも多くなっていると考えられる。

日本でも、多重人格はきわめて多くなっている。それは単に診断基準ができたから増えたというのみならず、幼児虐待を中心とするものが急速に増えており、それは生活の都市化とともに増えているとも言えるのである。

私は先にも述べたように今まで八五人の多重人格の患者を診ているが、これは日本では、きわめて多く診ているケースだと言えよう。

多重人格の研究は、古くはギリシャ・ローマの神話にもみられるものであり、パラケルスス（Paracelsus）が一六四六年に書いたものの中に、明らかに多重人格のことが書かれている。また一七九一年には、グメリン（Gumelin）はドイツのある女性が多重になっていることを報告している。

一九世紀になってからは、コンスタントに報告がなされるようになった。一八一一年にはラッシュ（Rash）が多重人格の例を報告している。二〇世紀に至るとフランスのジャネ（P. Janet）、アメリカのプリンス（M. Pronce）、ジェームス（W. James）などが多重人格について論じており、また報告もしている。

ジャネの研究では、多重人格の根本には解離現象の前駆段階にトラウマがあることを強調し、このジャネの考えが現代の多重人格の基本となっている。また多重人格の現象はいつも戦争の時に多く報告されており、また観察もされている。戦時には、生死をかけたトラウマが多いためと考えられる。

多重人格は二〇世紀に「イブの三つの顔」のケースが多くの人に広く知られて

いると同時に、また一九七〇年代にウィルバー（Cornelia Wilbur）がシビルのケースを報告している。そして、この報告は大きな影響をアメリカに与えたものであった。このウィルバーの研究はクラフト（Kraft）の研究が加わって、現在の解離性同一性障害、つまり多重人格の研究の基礎が固まったといってよい。一九八〇年以来、多重人格が体系的に調査されるようになり、それによって診断上の問題、そしてまた疫学上の問題、外傷体験との関係といったものの研究が一層深められた（『多重人格性障害』フランク・W・パトナム、安克昌・中井久夫他訳、岩崎学術出版社、二〇〇〇年）。

平成一五年頃、アメリカでは解離性同一性障害は一般人口の三・一％の発生率を報告しているが、ヨーロッパのデータでは、六〜二〇％の大人の入院患者にみられるという報告もある。今もそれほど変わりないものと思われる。また、男女の出現率はきわめて差異があり、女性：男性では五：一ないし九：一というデータが出されている。日本では、この点の報告はない。しかし欧米よりは少ない頻度であると考えられる。

私は八五人の多重人格を診ているが、このデータでは、平均年齢は二一・一歳、男女比は八‥七七であり、圧倒的に女性の方が多くなっている。

今なお日本では、多重人格ないし解離性同一性障害を認めていない精神科医や臨床心理士の人たちが多いことを先述した。なぜ私がそのようなことを言うかというとそれにはこんな理由があるのだ。

多くの患者は、行った病院で分裂病と言われたり、あるいはヒステリーと言われてしまい「自分が別の人格に変わるということを理解してもらえない。そのために苦しい」と泣きながら訴えることが多いのである。今もって「多重人格、そんなものは存在しない」とし、あるいは分裂病と診断されてしまい、分裂病と多重人格の区別ができない精神科医が多いということは、日本の実に寂しい現状である。

6　虐待の内容

以下述べることは私が八五人の多重人格を治療のプロセスの中で確かめ得たものので、信頼性の高いものと思う。これらの解離性同一性障害の原因は、外傷体験から来るものが症例的に多いが、稀に外傷がないと思われる人もいる。外傷体験は、本人、あるいは交代人格から比較的容易に知ることができた。

この八五人のうち、身体的虐待は二八人で三二・九%、性的虐待は二〇人で二三・五%、いじめは二三人で二七・一%、また他人からの性的トラウマ、例えば典型的なのは小学校の先生、あるいは近所の高校生、近所の男性などにいたずらされたと報告された人は二四人で二八・二%、悲惨な死を目撃したり（友人の事故死など）、あるいは事故を実際に体験した人は三人で三・五%である。その他として、父母との別離などが一三人で一五・三%である。また性的虐待と性的トラウマ、つまり性的虐待は親から受けたものであり、性的トラウマというのは、近所の高校生や男性、あるいは学校の教師からいたずらを受けたものであるが、これを足した人数は四四人であり、五一・八％という高い比率を示していた。

このような外傷体験をアメリカのデータと比べてみよう（表1参照）。

パトナム（F. W. Putnum）が一九八六年に多重人格の患者一〇〇人に行った調査によると、このうち九七人に小児期に多大な心的外傷体験があったとしている。最も多い外傷体験は性的虐待であり、八三％にみられ、そのうち近親相姦が六八％を占めていたという。次いで身体的虐待が七五％であり、悲惨な死を目撃するという体験は四五％の多重人格者にみられたとしている。また、ロスが一九八九年に二三六人に行った調査では、性的虐待が七九％、身体的虐待が七五％にみられたと報告している。

私のデータでは、親からの性的虐待、つまり近親相姦は二三・五％とアメリカよりも少ないものであった。しかし親以外の他人からの性的トラウマを加えると五一・八％であり、この両者を足したものがアメリカの性的虐待に相当すると考えると、多少アメリカの方が多いが、他の原因に比し接近している。

	町沢	Ross	Putnam
患者数	85	236	100
身体的虐待	32.9% (28人)	75%	75%
性的虐待	23.5% (20人)	79%	83%
親の情緒的虐待	7.1% (6人)	—	—
他人からの性的トラウマ	28.2% (24人)	—	—
いじめ	27.1% (23人)	—	—
交通事故及び 悲惨な死を目撃する	3.5% (3人)	—	45%
その他 (父母との別離)(夫婦喧嘩)	15.3% (13人)	—	—

複数回答可

〈町沢の調査〉

性的虐待　＋　性的トラウマ　＝　51.8%
(20人)　　(24人)　　(44人/85人)

＊男女比　8：77

表1　解離性同一性障害（多重人格）の原因

身体的虐待は、私の患者の経験では三二・九％にみられており、アメリカの方が身体的虐待が多いようである。パトナムのデータでは、悲惨な死を目撃するという衝撃的体験が四五％にみられたとしているが、私のデータでは、友人の事故死と父の死という体験が八五人中三人にみられるだけであった。

また、先に述べたように男女比は私のデータでは八：七七であるが、アメリカでは大体一：五だと報告されている。日本では女性が圧倒的に多いことがわかる。

発症年齢というのは調査をするのがきわめて難しい。日本の場合には、二〇歳頃に多重人格が発症したという報告があっても、治療をしていくうちに患者がたびたび、「二歳の頃からあった」、あるいは「四歳の頃からあった」と報告することがたびあり、二歳でそんなことが生ずるのかいささか疑問であり、またその記憶も疑問だとするならば、発症は二歳とするのはいささかためらわれるものであり、そのように多重人格が想像していると思わざるを得ない。したがって私は発症を厳密に特定することは難しいと考え、考慮を控えた。しかし実際の発症は一〇歳以前に発病した人が圧倒的に多い。八〇％以上が一〇歳以前に多重人格となっており、一〇歳以降では極端に減ってしまう。また最高の年齢は四二歳であった。治療開始年齢は、平均二一・一歳であった。

アメリカの国立精神保健研究所の児童期心的外傷の回顧的報告の表をみると、アメリカにはいじめから生じたという報告はない。しかし私のデータでは二三人もみられ、多重人格の外傷体験の二七・一％ときわめて高い率であることが特徴である。

このいじめというのは、小学校で飼育係をしていた時、同じ飼育係の相手にいじめられたということや、母子家庭であったために、近所の子供たちから、父親がいないということでいじめられた、ということなどであった。このいじめによって生じた多重人格の男性の中には、病院で治療している間に突然凶暴な人格が出て、私のネクタイをつかんで首を絞め、非常に危険な事態となったこともあった。イソミタールの筋肉注射で大人しくすると、元の人格に戻り「何か私がやったんでしょうか?」と聞き、いかに暴れたかを説明すると「先生すみません、本当にすみません」と謝っていたことが記憶に残っている。したがって日本では、いじめというのが他の国に比べ、外傷体験となっていることがはるかに多いように思われる。

もう一つの特徴は、他人からの性的トラウマを受けた二四人の中で、小学校の先生から三人も性的トラウマを受けていることである。三人とはいえ、八五人中の三人が小学校の先生から受けていたということは注目すべきことであり、もっと数が多くなればその人数も増えてくると思われる。日本の小学校の先生は、異性との接触はほとんど子供ということになり、やはり児童を性的な対象としてみる機会が多いため生ずるものと思われる。しかも驚くべきことに小学校の先生の中には、このような性的いたずらを一年以上も続け、それでいて教育委員になっている人もみられたのであった。意外に我々は子供を性的トラウマから守っていないことが感じられたのである。

父母との別離及び夫婦喧嘩などから生じた多重人格というのは、私のデータでは一三人（一五・三％）であるが、アメリカの報告では、このような別離をトラウマとしてとらえていないようである。

ある一人の一六歳の女性が「自分は八歳で多重人格になった」と言った時、父親は思わず「それは私が妻と離婚した年だ」と即座に言ったものである。そして彼は「そのショックから彼女は多重人格になったのではないか」と言っていた。このようなわけで、父母の別離も十分にトラウマになり得るのが日本の現状であると私は考えた。

7　多重人格はこうしてその姿を現す

例外はあるが、多くは、多重人格が現れるようになると「頭の中でいろんな声がする」と訴えるようになるとは先述したが、これは分裂病とは全く違うものであり、分裂病者は「外から自分の噂をする声がする」とか「テレパシーで自分に命令してくる」と言うものである。つまり幻聴は頭の外からやってくるのである。しかし多重人格者の声に関して言えば、実際、頭の中で交代人格同士、あるいは主人格との話し合いによって、さまざまな声がするというのが現実の声の状況である。したがって宮崎勤のように「ネズミ男が出てきて『殺せ、殺せ』という声がした」などというのは外からの声であり、しかも名前のはっきりしない「ネズミ男」などというのは、通常多重人格では決してみられるものではない。

このような「頭の中でいろんな声がする」という段階から、

①　ある時、交代人格がぽっと出ることになり、その時間帯の記憶が主人格には

ないことになる。つまり解離性健忘になるのである。この時点でも、主人格は自分が多重であると気づいていないことが多い。

② やがて交代人格がその独自の個性をみせるようになる。

③ 交代人格が出ている時は解離性健忘の状態であるが、その時、私は主人格に「交代人格がいるかもしれないから、その人に話しかけるようにしてごらん」とノートに書き残すよう指導する。

例えば、彼女は夜になると交代人格が出て、ホステスになることが割と多いのであるが、そのホステスに対して「あなたは本当にホステスなのですか？」とチャットやノートに自分の言いたいことを書くよう指示するのである。すると翌日には「私はあなたのような真面目一方の人間は嫌いだ。あなたは主人格だと言うが、私の方が主人格だ」などというような返事が残されていることが多い。あるいは「あなたと私は関係ないのだから、私に連絡を寄こすな」などという、厳しいやりとりになることもある。しかし概して、このようなノートやチャットによって相手に話しかけると返答が来ることによって、主人格は自ら自分が多重人格であると認めざるを得なくなるのである。

④ このように多重人格を認めるようになると、私は交代人格と主人格とのコミュニケーションをすすめるようになる。時に催眠によってある人格を出し、その人格だけが主人格の虐待などの記憶を持っていることが多いので、その人を出すことによってトラウマの状況を知ることになる。

その場合でも、主人格はそのトラウマを全く知らないことが多いので、主人格に伝えるには、主人格にそれなりの力がみられるということが前提である。多くは主人格が成長してくると、一人の交代人格、あるいは二人の交代人格が知っている虐待の記憶を主人格に話すことが多い。

また、私は時に虐待の内容を主人格に伝えることもある。主人格はそれによって大きなショックを受けるのであるが、大体はどこかで曖昧とは言え、わかっていることが多いので、その事実を受け入れることが多い。

⑤ 虐待の事実を全ての交代人格、主人格を通して知るようになるのが、ひとまず重要である。またお互いのコミュニケーションを進めることはきわめて重要

なことである。主人格がおいてきぼりになって、交代人格同士がコミュニケーションを進めても、これは何の意味もない。主人格と交代人格のコミュニケーションを進め、時に意見の相違がみられる場合には、交代人格を出して治療者と話をするということも必要となる。また、交代人格のリーダーと接触し、そのリーダーの指導力に期待すべきである。リーダーを中心に、交代人格の対応を考える。交代人格はやがてお互いに似てくる。すると主人格の体の中に入り、統合する可能性が出てくる。リーダーは全ての多重人格にいるわけではない。しかしいる場合は、きわめて理想的な立場にあることが多く、交代人格に外に出る指示を出す。また、きわめて有効な助言を治療者に与えることもある。このように解離性健忘はみられるというものの、そのような健忘がある時には、交代人格が出ているということを主人格は知るようになる。そしてまた、交代人格と主人格のコミュニケーションができ、それぞれが共通の記憶を持つことになると、交代人格の存在する意味がなくなる。となると、統合しようという動きが出てくるのである。これに関しては、みんなに働きかけて、統合に向かおうではないかと治療者が言わねばならないこともあるし、交代人格や主人格それ自体が、統合しようと他の人格に訴えかけることもある。

私は「統合する」ということにあまり熱意を注ぐべきではないと思っている。要は生きられればよいのであって、四つの人格があっても、そのバランスが取れていて適応的であるならば、あえてこちらの方から「統合される必要がないかもしれないね」と言って、あまり無理な統合をすすめないのである。

しかし多重人格者が「一つにまとまりたい」と言うならば、いろんな人格に出てもらい、それぞれに「あなた方は統合されるということを自分の存在が消えると思っているようだが、消えるのではなく、この人格を通じてあなた方が生きるものである」と説明することが必要である。交代人格の多くは、自分が消滅することを恐れる。交代人格と雖も、それだけ長く生きてきたとなれば、簡単に消えようとはしないものであるし、いわんや「統合されてあなたは消える」と言われれば、彼らはショックを受けるに違いない。そして統合を拒否する交代人格もいる。しかし、概して統合を望むことが多い。

8　主人格を強くし、交代人格の相互の理解を進める

このように多重人格の治療というのは、主人格を強くすること、そしてまた交代人格の存在を認めながら、彼らのコミュニケーションを盛んにし、かつリーダーに期待する。それによってお互いの共有の記憶、つまりトラウマを持つことによって、多重人格の存在が次第に無意味になり、交代人格の数が減ると考えられる。統合されるか、あるいは多重人格の数が少なくなる形で安定するかは、その時の状況に応じて考えなければならない。

多くの交代人格は虐待を知っていた。それが二、三歳でも知っているのであった。ただし、トラウマを受けた後で別のストレスで出現した交代人格はその前のトラウマを知らないことが多い。

私の治療方針としては、交代人格と主人格相互のコミュニケーションをよくすることにある。時には催眠的に誘導することもあるし、患者にその人格を出して

くれと頼むことで出てくることもある。このようなコミュニケーションを進めるが、注意すべきことは、やはり凶悪な人格を出すと、破壊的な行動が出てきたりするので、全くコミュニケーションの意味がなくなってしまう。したがって、あらかじめ凶悪な人格はどういう交代人格であるかを十分知っておかねばならない。そしてしばしそのような凶悪な人格をさしおいて、他の人格とのコミュニケーションを図るべきである。そして主人格が強くなり、かつ交代人格との相互理解が進むと、相対的に凶悪な人格はその力を失っていくものである。しかし重要なことは、この凶悪な交代人格が一番よくトラウマを知っており、その苦しみを背負っているということである。したがって世を呪っていることが多い。交代人格がトラウマを背負うことで、主人格はそのトラウマの被害から軽くなっているのであろう。全てとは言えないが、多重は解離することで自分を守っているのである。

解離性同一性障害、多重人格の治療は、私個人の試行錯誤で進めてきたものであった。そして驚いたことに、パトナムの本を見た時、ほとんど私の考えがそこにみられたのであった。

パトナムの考え方をまとめると、治療の課題として、

(1) 治療同盟の確立
(2) 患者の生活変化を促進する
(3) 分割を統一に置換する

の三つを挙げ、また治療の段階として、

(1) 診断をつけること
(2) 最初期介入
(3) 最初期安定化
(4) 診断の受容
(5) コミュニケーションと協力の発達
(6) 外傷の消化
(7) 解明と統合
(8) 解明後の対処技術の向上

の八つがあると記している。

私は全くこの考えに同意するものである。特に各交代人格や主人格を出し、時に催眠的に出すことで、相互のコミュニケーションと治療者とのコミュニケーションを進めることは、大きな意味があった。それには、リーダーがいるならリーダーを中心にすべきである。また、主人格を強くすることも重要である。主人格が弱かったからこそ、交代人格を必要としたからである。主人格を強くするとは、ストレスに遭ってもすぐに人格を交代するのでなく、主人格で対応することで主人格の適応力を高めるのである。

多重人格とは、私の場合、九〇％の人に何らかの虐待やショックによって起こっているものであった。既に見たように性的虐待、性的トラウマ、いじめなどのことからすると日本は子供に対する共同体的防衛が弱いと言えよう。

児童虐待がどんどん増えている以上、日本の多重人格も増えていくことは間違いのないことである。このような多重人格者の出現は、次第に多くの精神科医や臨床心理士が直面する患者となろう。したがって多重人格をよく理解すること、そして治療の方針を立てることは必要なことである。

また治療についてもう一言いうならば、治療方針は一応あったとしても、所詮一般の心理療法と同じように臨機応変さが要求されるものであり、そしてまた信頼感、ラポール（Rapport）はきわめて重要である。ラポールがあれば「人格を変わってごらん」と言っただけでぱっと代わるものであり、またいろいろな悩みを打ち明けてくれるものであった。

彼らの嘆き、悲しみはきわめて深いものであり、虐待の記憶を持っている人格は平然としているように見えても、実際、その話が耳に入ったとなるとパニック状態となり、そしてまた、その際凶暴な人格が出てくることが多い。このように、この虐待のトラウマの深さが彼らからうかがえる。したがって注意深く繊細な治療が求められる。

最後に、一〇歳以前の多重人格の発症、交代人格の数が多いこと、性的虐待および性的トラウマによって発症した多重人格ほど、治療は困難という臨床的印象を持っていることをつけ加えたい。治療結果については、今後の追跡調査がもっと必要である。

多重人格を統合することもみられるが、統合は漠然とその方向を多重人格者が知っていることから起きる。そして、ある日何気なく交代人格は主人格に入って統合される。統合されると主人格には一ヶ月程の体と心の変調がみられる。体温の上昇、だるさ、不安などが生じることもある。

9　症例を示すことで多重人格を調べてみよう

内容は多少変えている。記載には彼らは同意をしてくれた。

親からの虐待を越えて

ある日、多重かもしれないと別のクリニックで指摘されて、私の外来にやってきた中年女性である。前のクリニックで多重は治ったとされたが、そんな感じがしないということで、私の治療を受けた。

症例記録

【面接　二回目】（子供の人格のFちゃんを出している）

D：あなたは男なの？　女なの？

P：女。男じゃないよ。

D：前に出た人じゃないんだ。
P：前に出た人は…あの人は違うでしょ。
D：前にクリニックで出た人は？
P：うーん、ちょっと待って…うーん…あの人は強いんだろうけど、Fちゃんを守っている人。でも本当は強い人じゃないよ。
D：あなたが守るの？
P：Fちゃんを守るの。
D：でも他の人が怒ったりした時に出てきたりしない？　自分の子供にとかさ。怒ったりする時、出るのはあなた？　その人？
P：うーん、あの子は子供に怒っているわけじゃないの。子供に怒っているわけじゃないんだよ。だけど彼女も傷ついているから、その時感情と一緒に出ちゃうの。でも…あの子はFさんの危険があった時は…あの男の人は出るの。でもだけど、憎しみを持っているから、その時一緒に出ちゃう時もあるの。でも対象は子供じゃないし、ただコントロールがきかなくなった時だけに出ちゃうだけで、悪い人じゃないの。

Ｄ：悪い人じゃないの？

Ｐ：悪い人じゃない。

Ｄ：あなたはどういう役割なの？　Ｆさんに助言するの？

Ｐ：私は何にもない…ただ傷を背負っているだけ。うん…Ｆちゃんが可哀想だから、背負ってる。

Ｄ：それは強い男の人が背負っているんじゃないの？　あなたが背負っているの？

Ｐ：それは別だよ。だって強い男の人は…お父さんくらいの人なんだよね。私はもっと小さい時、それこそ生まれてすぐくらいの時、お母さんに布団をかぶせて…ぐるって、ぐるって、ぐるって、絞められたの。

Ｄ：首を絞められたの？

Ｐ：ぐるって絞められたから息ができなくなって、私を殺そうとしたの（喚く、泣く）。わかってたの。一番認めたくないけど、隠れて私を殺そうとしたの。

D：なんであなたを殺そうとしたの？

P：私を欲しくなかったの。

D：あなたを欲しくなかったの。

P：それはわかってる。それはお腹にいた時から感じていたの。だから生まれたくなかったの。生まれたくなかったの。だってお母さんのとこにいたって

……（喚く、泣く）

D：何で欲しくなかったんだろう？

P：お父さん、もともと嫌いなの。

D：じゃあ、お母さん、お父さん嫌いだったの？

P：もう、その時は嫌いだった。

D：お父さん嫌いだったのに、子供ができちゃったから、お母さんはこの子は嫌いだって思ったのかな？

P：おろせたのに、おろせなかったから。欲しくなかったの。お兄ちゃんがいて、お兄ちゃんがいて、お兄ちゃんはすごく愛されてた。

D：お兄ちゃんは愛されていたんだ。

P：うん。なのに、私はなぜか欲しくないって言われ…欲しくないって…欲しくないって言われてたから、私は生まれないように…。

（電話で中断）

D：お母さんはあなたを欲しくなかったの？　お兄ちゃんは欲しかったの？

P：うん……。

D：でも、あなたは欲しくなかったの？　どうしてなんだろうね。わからない？

P：理由はわからないけど、感じるのはお母さんの目かな。

D：ああ、そうだね。

P：私はちいっちゃいから。

D：お父さんは欲しかったの、あなたを。

P：知らない。お父さんとは体でつながってよ。わからないよ。

D：じゃあ、わからない？

P：うん。

D：じゃあ、お母さんは欲しくないっていうので、その首を絞めたりしてショックだったね。

P：うん。

D：ショックだね。

P：うん、だって首絞めただけじゃないもん。

D：どういうことをしたの？

P：放置した。

D：放置したの？　放置、ふーん…。

P：ずっと放置した。呼んでも、呼んでも放っておいた…。私が呼んでも、呼んでも、何にもしてくれないから…そのうちあきらめた。

D：それからお母さんは優しくなったの？

P：うーん…あの人がお母さんって感じはなかった。……抱こうともしなかった…。

D：あなたを抱かなかったの？

P：ミルクだったから、抱く必要なかった。「勝手にミルク飲んでいるから楽だ」って言ってたのが聞こえた。
D：Fちゃんって可哀想だね。
P：うーん…可哀想かな…。
D：今、強く生きているね……そうでもない？
P：いろいろあったわりには一生懸命生きているって私は思うんだ。だって私のことだって気づかないでいれば楽なのに、わかってくれようって努力してくれて…受け止めようとはしてくれてたよ。本当は葬っちゃった方が楽かもしれないのに…。
D：Fさんは、あなたを大事にするの？
P：うーん…受け止めてはくれたよ。
D：うん。
P：可哀想だったねって…。
D：あなたFさんと区別があまりないね。

P：でも、私の、私の中の私だから私だよ。
D：Fさんの中のFさん？
P：F？　だって私は私じゃない。
D：じゃあ、Fさんって名前でいいの？
P：私はそう……。
D：Fさんなの？　違う？　Fさん？　どっち？
P：私はFさんのちっちゃいFさん。
D：ちっちゃいFさんか。じゃあ、虐待を堪えてる、担っているんだ？　体験を背負っているんだ？
P：うん…。
D：ね？
P：うん。
D：じゃ辛かったね。
P：うん、辛かったね。

D：Fちゃんが背負っていけたから、Fさんが大きくなっていけたんだ。じゃあ、すごいいいことしたじゃない、Fさんに対して。うん、いい子だね。
P：（笑）いい子なんて言われたことないけど。
D：でも背負ったんだ。
P：いい子なんて言われたこと一度もないけど…ありがとう。
D：でもFさん助かったよ。ずっと一緒に生きてきたんだもん。結婚して、子供もいるんだもん。あなたのおかげだよ。
P：そうなの？
D：うん。
P：幸せになってほしい。
D：そう。
P：私も幸せになれるかな？
D：うん。
（沈黙）

D：じゃあ，Fさんに戻ってもらうよ，大人のFさんに。いいかな？　はい，深呼吸してごらん。はい，Fさん，Fさん，戻ってちょうだい。Fさん，Fさん戻って。Fさん戻って。Fさん戻ってごらん。Fさん？

P：うん？

D：戻った？

P：うん。

D：はい。

「小さなFちゃん」が交代人格でFさんを虐待の記憶から守っていた。他にも強い人格もいるようだが，この時点では明らかにしなかった。Fさんは虐待があったかもしれないが，「軽い」と言っていた。実際の「小さなFちゃん」の虐待の話はかなりきついものであった。「小さなFちゃん」はその記憶をもって，代りにFさんが別の交代人格になっていたのである。

［面接　三回目］（大人の男の人格を出す）

D：男か女かわかる？

P：男。

D：男。

P：そんなのどっちだっていいじゃん。

D：どっちだっていいですよ。

P：何か、あなた、ちょっと強いね。

D：あー、何かイライラするな。

D：何にイライラしているの？

P：別にないけど。

D：あのね、Fさんと話をしていたんだけどね、時々強くなる人格がいるか、どうしてなのか、話してたの。で、出してみたの。で、何に対して怒るのかな？

P：あんた誰？

D：私は精神科医の町沢っていうの……精神科医の町沢っていうの。医者。
P：あっそ。あ…Fさんがお世話になっている人？
D：そうそうそう。Fさんについてどう思う？
P：どう思う？
D：Fさんってどんな人？
P：あー…この間の先生？
D：あなた、一回出ているんだね。
P：あんただろ？
D：うん。
P：うん……何？……だから何？
D：あなたはFさんの交代人格として中にいるんだね？
P：いるんだろう？
D：うん。何をきっかけに生まれたの？　何かきっかけあったんでしょう？
P：……はぁ…あんなのいい思い出じゃないよ。

D：お父さんの虐待と関係あるのかな？
P：あー…そうだね。
D：そう。その時、生まれたの？
P：そうだよ。
D：ああ、そう。じゃあ、男なんだ。
P：こんなんで男なんだよ。
D：じゃあ、男ってことなんだね。
P：だってFさんが女なんだもん。
D：ああ、あなたはFさんを守るだけじゃないの？
P：守るっていうか、そうじゃない…。
D：Fさん、ちょっと女だから、弱いから？
P：だって、代わってやれ……。
D：時々代わるわけ？　代わってあげるんだ。
P：昔はよく代わってやったよ。

Ｄ：ああ、そう。

Ｐ：殴られる時はさぁ。

Ｄ：誰に？

Ｐ：お父さんに。

Ｄ：その時、代わるわけ？

Ｐ：だってＦが殴られ続けているから…。

Ｄ：あなたが出れば？

Ｐ：笑っていられるもん。

Ｄ：笑っていられるの？

Ｐ：だって、殴られても笑っていられるんもん。

Ｄ：あー…強いんだね。

Ｐ：強いっていうか……大した事じゃない。

Ｄ：ああ…。

Ｐ：大した事じゃないよ…殴られるなんて。

D：それであなたは守られているのかな？　ねぇ？

P：そうだろうねー。

D：随分助けられているじゃん、Fさんは。

P：助かっているのかなぁ？……でも嫌だって言ってたよ。

D：そう…。

P：前に出された時、嫌だって言ってたよ。

D：ふーん…お父さんの虐待の時に生まれてきたの？

P：うん、そうそうそうそう。

D：あのね、小さいFちゃんっていうのもいてね。

P：うん。

D：小さいFちゃんも虐待を受けて生まれたんだって。その時に虐待の記憶をもっているんだって、言ってたんだけどね。

P：うん。

D：あなたもそうなの？　記憶を持っているの？

P：……記憶か…記憶…そうだね…途中からだよ。
D：途中から？
P：小さい時からじゃないよ。
D：ああ…いつ頃？
P：うーん…一〇歳ぐらいかなー。
D：一〇歳ぐらい？
P：一〇歳ぐらいかな…そう、その前にもいたんだよ、だから。その前は泣いてばっかりで……。
D：小さいFちゃん？
P：うん。
D：どうしてFちゃん、いたのかな？
P：だから……あいつじゃ支えきれないから…。
D：で、強いあなたが出てきたのね？
P：うん。そうだよ。

D：Fちゃんを守るため？

P：そうだね……今のFさんを守るためじゃないよ。

D：そう。

P：まあ、今のFさんは今のFさんだけどさ……俺が最初に出た時はさ、いたんだよ、ちっちゃいやつ、でもあいつは……。

D：ていうことは、一〇歳くらいのこと？　お父さんの暴力に対抗するために出てきたの？

P：そうだよ。

D：ふーん。

P：やられっぱなしだよね。

D：ふーん。

P：やられっぱなしだよ。そりゃ、おかしくなっちゃうよ。

D：あなたはお父さんに暴力を振るわれても、我慢できたの？

P：笑ってられんだよ。おかしいんだよな。本当よくできているよ。うーん…平気な顔でだよ。
D：うん。
P：…何を見せられるんだろうなって。
D：うん。
P：だってそうだろ？　父親がさ、娘を殴って何が楽しいんだろう？（笑）
D：うん。
P：笑っちゃうよ…何が悲しいの？　悲しくなんかないだろ？　おかしいだけだよ。
D：子供たちは、あなたが出てくると、うわって強い人格が出てきたと感じるみたいね。
P：あー…そっかぁ…あー子供たちを怒鳴ったわけじゃないんだけど…。
D：まだあなたが怒鳴ったりすることあるの？
P：出ないようにって言われたようだから…。
D：うん。

P：あの別のクリニックの先生にも、「出ないように、出ないように、Fさんと一緒になってくれ」って言うから、そう言うから、まぁ、それはFさんのためなら「はい、わかりました」って。

D：うん。

P：「一緒になって、中からFさんを支えてあげてください」って言うから、「はい、わかりました」って言ったよその時は。

D：うん。

P：そしたら、まぁ、それが先生は「Fさんが…俺にそういう風に言ってあげて」って言ったら…そしたらFさんが「俺のことを俺みたいな乱暴なのが、口の悪いのが入ると困る」って言ったんだよ。

D：うん。

P：だから、それはちょっと調子いいんじゃないかって。

D：うん。Fさんは調子いいんじゃないかって？

P：そうだよ。先生はどう思う？

D：うーん…まぁ、それぞれの出番で自然の流れに沿っていけばいい。
P：うん、そうだね。別にさ、俺はさ、困らせるつもりはないからさ。
D：うん。
P：困らせるためにいるわけじゃないからな。まだよくわかっていないんだなって思うから、まぁFの中に入っておとなしくしてればいいことだし、「まぁ、いいよ。わかったよ」って。
D：大人しく、ずっといられるの？
P：今のところ、ずっと大人しいよ。あれから出てないよ。
D：そう。
P：その辺、Fさん、わかってるんじゃないの？　やっぱり、ちょっと、自分の気持ちに負担かけすぎちゃうと、俺の方にそれがいっちゃって、俺が出てきちゃうってパターンがわかったんじゃないの？
D：うん。
P：その辺うまくわかってやってくれりゃ、俺は、別に、出ることないよなー、この先…何か起きなきゃ…。

D：うん。

P：まぁ、親父とはもう会わないわけだし。

D：親父って父親ね？　怖いの？

P：怖いっていうより、いつ、何を言い出すかわからないから、そうなるとさ、こっちもプチッと昔のことがあるからさ、キレる？　キレるって言うかさ……もう嫌だからさ、何かするわけじゃないよ、別に。

D：うん。

P：ただ、その気持ちが変わるっていうのは……大人しくしているよ、俺は。

D：偉いじゃん。

P：偉いよね…そうだよ。わかってくれればいいよ、ちゃんと俺のことわかってくれればいいよ。ヤクザじゃないんだから、な？

D：うん、そうだよな。

P：ヤクザじゃないんだから…で、もう話さないの？　もういいの？

D：もう大体いいけど。またお会いすることもあるかもしれない。もう中に入る？

P：うーん…まぁ…悪い先生じゃないね。

D：そうかな？

P：わかんないけど。まぁ…Fさんのこと、よろしく。

D：はい、わかりました。じゃあ、Fさんに戻っていいよ。Fさんに戻って、Fさんに戻って、Fさんに戻って、Fさん、Fさん、Fさん、出ておいで。Fさん出ておいで、Fさん出ておいで。Fさん、Fさん、Fさん、出ておいで。Fさん出ておいで。Fさん？

P：あ、はい。（Fになる）

【面接　四回目】（細かく虐待のことを聞いてみる）

D：じゃあ、出してみる？

P：うん。

D：はい、深呼吸して……さぁ、Fさんと同じようにしているもう一人の人格出てくれるのかな？　Fさんと同じようにしているもう一人の人格、出てくれるかな？　そしてお話しましょう。Fさんとほぼ同じようにしているもう一人の人、出てくれるかな？　出てくれるかな？　出たのかな？　出ました？…あなたは誰？

P：…Fさん。Fさんと一緒。

D：Fさんと一緒？　双子みたい？

P：…ここで会ってます。

D：最初から？

P：最初の方に会ったじゃん。最初の方に会ったんだよ。

D：最初に来た時に会ってるんだ？

P：会ってますね。最初が私だったです。

D：え？　そうなの？

P：うん…変わらないんじゃないですかね？……たぶんほとんど変わらないと思

いいます。
D：前からこう、Fさんは二人でいるわけ？
P：うん…うん？　うーん…Fさんはちょっと…なんか…。
D：いつ頃、あなたは出現したの？
P：過去に私は…箱に入れられた時からです。
D：その時、小さいFちゃん、いた？　その人とは、あなた違うでしょ？
P：違います。
D：もう一人のあなたがあなたなの？
P：箱の中に入れられたFちゃんは、今、表に出てるFさんじゃないし…あの子は途中まで生きてるから…。
D：小さなFちゃんは途中で止まったんだよね？
P：うーん…それは、こう…ちょっと…このままじゃ、いけないから、Fちゃんにはちょっと…だってしょうがなかったですもの。
D：元々のFちゃん、死んじゃったの？

P：どうなんですかね…。死んでもらうことになりましたね。でないと、Fが死んじゃうでしょ？
D：うん。
P：うん…しょうがなかった…。
D：でも、元々のFさん、いつもいるじゃん。
P：まぁ、あの人は…いますよ。今、あの人は、元々ってあるようでないから…。
D：ああ。
P：あの人は……。
D：じゃあ、どうして…かな？
P：うん…私にいろいろ言わないで…ちょっと…。
D：じゃあ、更年期障害になったということで病院に行ったでしょ？
P：あ、はい、はい。
D：何か不安があったんだね。
P：うーん…そうですね…。

D：どんなことに不安があったの？
P：うーん…たぶんね………。
D：元はFちゃん？
P：Fはちゃんとか、Fさんとか呼ばれない子なんだよ。
D：Fっていうの？
P：うん。呼び捨てなの。
D：誰に呼び捨てなの？
P：うん、家族の中でもそうだったから、あの子はFなの。
D：あなたはFさんって呼ばれているの？
P：だって私はFじゃないから。
D：あなたの名前は何よ？
P：私はFさんと一緒にくっついて…。
D：くっついているFさん？　Fさんにくっついている人？
P：ううん……つっこんでるFさんと最初一緒だったんだけど、その人にくっつ

　いていたら表のFさんの面倒をみれないでしょ？
D：うん。
P：だからさ…Fさんがいけないのよ。だから表のFさんが何か感づいて、パワーがなくなった時に、病院に「記憶を消してください」って言いに行ったの。「何か思い出す前に消してください」って言いに行ったの。だからそれで、Fが一番辛い思いをして……だって、彼女は消されちゃってそれからFちゃんができて、Fちゃんは、うーん…わりと社会とも対応して、明るくて、辛い記憶もあんまりリアルに対決しないから。
D：ああ、そう。本当のFさんがいたとして、それが、何ていうのかな…二つに分かれるのかな？
P：どういう意味ですか？
D：あなたはFにくっついている人なんでしょ？
P：そう。私はそっから、Fちゃんには死んでもらって、って話になった時に、しょうがないから彼女は奥に引っ込んでもらって、新しいFに…。

D：じゃあ、新しいFができたの？
P：そう。
D：それは、いつできたの？
P：それは…Fちゃんが……うるさいようになった時に、それじゃあだめだってことになって、だから一〇いくつだぁ…一五、一六くらいかな…。
D：じゃあ、古いFちゃんはもういなくなったの？
P：古いFさん？
D：生まれた時からのFさんは？　それは小さなFちゃん？
P：うん、そうだね。
D：それは本当のFさんかな？
P：うん…たぶん一番辛い記憶をもっているよ…。一番辛いし、あのー、一番危ないっていうか…男の人より危ないんじゃないの？　紙一重じゃないの？　我慢して辛い思いした部分と、裏腹に出る感情っていうのは違う……やっぱり父親に話しかけたよね？

D：そんなに喧嘩したの？

P：喧嘩じゃないよね。喧嘩じゃなく………そうすると、相手を殺さないんだったら、自分が死ぬしかないでしょ？

D：うん。

P：だからほら…とかやっちゃたりするからさぁ、それはそれで、みんな困るわけじゃん。

D：うん。

P：ねぇ……困っちゃうね…本当に困っちゃうね。

D：そのFさんは生まれたときのFちゃんじゃないの？　一六歳の時に生まれたFさん？　お父さんを殺そうとしたFさんっていうのは、後から生まれたFさん？

P：そう。だから、親は殺さないけど、自分が死のうか、バタバタやってるし…新しいFさんでやっていこうって、思っちゃったわけよ。

D：それでできたの？

P：そう、だからそれで大変よ。順応させるのに。
D：それは誰なの？　あなたでないでしょ？
P：私じゃないよ。
D：今生きているFさん？
P：だからさっきまでいたでしょ？
D：はいはい。
P：あれが元のFさん。
D：元？
P：本当のFさん。まぁ、一応、Fさん。大変だったよ。笑えないから。鏡に向かって笑えないし（このFさんは本当のFさんを守るやや強い交代人格で、Fさんの10歳頃に生まれたのである。くっついたFさんと呼んでいる）。
D：あなたも支持するの？
P：支持するわけじゃないけど、誰かが……。
D：本当のFさんは、奥にいるんだよね？　小さなFちゃんとして。

P：うん。

D：過去の記憶を持って。

P：うん。一番辛い思いしたのはFだから可哀想だと思って…。

D：Fさん類似の人は、幼いFちゃん、それから作られたFさん、あなた、Fさんにくっついている人の三人がいるみたいね、Fさん。去年の六月に不安定で、動悸がするといったのは何の理由？

P：それは私が苦しかったわけじゃないけど。

D：元のFさん？

P：Fさん、何か感じてはいたよ。何か言ってる…助けてあげないといけない人がいる……まとまってきている。だけどさ…そのまんまじゃ、何か可哀想だよ…不幸な人がいるのに、そうやって自分が幸せになってて…だからお母さんが。

D：不幸な人っていうのは、記憶をもった可哀想な小さなFさんのこと？

P：うん…。

Ｄ：つまりそのＦちゃんだけが苦しんでいるのは可哀想だって悩んでいたのね？
Ｐ：うん、だって前は出てこなかったんだよＦちゃんは。大人しく引っ込んでいてくれてたのにさ、母が亡くなってから、何だかちらちら出てくるからさ、Ｆちゃんも何かあるって、何かあるって感づくじゃん。でもその何かある話が楽しい話じゃないのは感じているから、わざわざ「記憶を消してください」って馬鹿なこと言いに行ってるからさ。
Ｄ：お母さんが亡くなったのっていつだっけ？
Ｐ：去年の六月で…。
Ｄ：去年の六月に何かあったの？　あなたに不安があったの？　新しいＦさんとの関係どうなったの？
Ｐ：具合悪いのはちょっと前から…一昨年くらいはもっとひどかったかも。去年の方がまだ…頭がぐちゃぐちゃ。体は何だか知らないけど、落ち着いていた。でも頭はもっとすごくなった。おさえがきかなくなっちゃった。
Ｄ：じゃあ、いろんな人格が、出たり入ったり。

P：そうそうそう。
D：しだしたり、したんだね。
P：そう……。
D：そのことが不安だったの？
P：うん、不安だったんだよね。すごく不安だった。なぜか不安だった。
D：新しく作られ、くっついたFさんはいろんなこと言ってくるし、見えるし、とても不安になったんだね？
P：うん、すごくね。自分が自分なのか…。
D：ああ、私は？
P：私は私になりたい。
D：じゃあ、小さいFちゃんが本当のFさんになりたいって思うの？
P：だと思うの。彼女はでも、知らないはずだよ、自分の辛い過去……今まで騙してきちゃったってことになるけど、生きていくためにはしょうがないことだし…そしたら、いろいろ気づき始めてきちゃったみたいだし…。

D：…調子狂うね…。
P：一般的にそうだね…。
D：先生のところに行ったのも、必然的だよね？
P：そうですね。
D：それはみんなある程度わかったわけではない？
P：ある程度？…あっ、わかりましたね。こんなのもいる、あんなのもいるって、不思議と……ちょっと六感があるのかもね…皆が皆、胎児の頃とかすごい小さい頃の記憶が存在して……。
D：あなたは、Fさんに付き添って、それがつまらないとか思ったりしないの？
P：そうでもないから（笑）。結構出てきて…（笑）迷惑じゃないの？　私ちょっとFちゃんと違って…。
D：ご主人も子供も、ちがうFさんがいるって知っているの？
P：わかんないでしょ？　うーん…こめかみが性格だと思ってる。
D：こめかみ？

P：ああ、だから……。
　どうしよう、どうしよう、どうしようって言ってるFさんと、そのままうまく助け合って生きてる。

D：じゃあ、自分が誰かわからなくなっちゃうじゃん。

P：うん。だってわからなかったから最初から。最初からわからなかったんだもん。

D：演技している感じじゃないの？

P：演技？　何で演技する必要があるの？

D：じゃあ、うまくいっていたの？　作られたFさん、小さい時のFちゃん。そしてあなた。これは巡廻していたの？

P：うん。だって、それすら自分の中では、何て言うんだろう…当たり前、必然になっていたから…それを「こうなっているんじゃない？」って言われたのがクリニックだし、「役割分担それぞれしてるんだな」って言われて、あー、そうなんだって初めて……。よく分散してる…今の方が心は落ち着いているんじゃないのかなって思うよ…。

D：くっついているFさんは？

P：私はだっていつも一緒なんだもん。本当は一緒だって思いたいけど……だからFちゃんと一緒で、Fちゃんと一緒なんだよ、私は、ね？

D：そんなの俺が決めることじゃないけど。

P：ふーん。

D：でも、Fさんとくっついているfさんとでは、ちょっとキャラクターが違うでしょ？

P：そう？…でも一応、くっついているFさんは、理想的にお利口さんだし、ミクシーとかでそのまま話しちゃっているから、あの子は、わりと誰にでも好かれるし、理想的なんだけどね。本当にいい子なのよ。誰にでも好かれるし。だけどやっぱり作られているから、無理があるのかな？　うん。

D：今、自分が作られたって思っている？　思っていないよね？

P：思ってないよ。でも最近ちょっと、皆、何か出てきてる。何か言いたいんじゃないの？ 自分がいたからこそ、あなたがいるんじゃない？って。言いたくなったんじゃないの？

D：そのFっていうのは小さい時からのF？

P：そう。

D：主張してきたの？

P：…だって私がこんな辛い思いしてきたのにって。だからこんなにバランス崩れちゃったの。

D：自分に自信がなくなっちゃうの？

P：そうだね。自分が本物だったら、一致するわけじゃん。嫌いな記憶も。私は、こういうことがあったよってFちゃんに教えても、あくまでも私が教えるだけであって、実感としてはあまりないじゃん。痛みを感じても、憎しみを感じても、それはFだから。だから何か変な感じがするんじゃない？ 実感としてはないわけだからさ。バランスとっていたんだけどな……。

D：複雑だね。

P：だって生きていくためにはしょうがないじゃん。誰かが犠牲になるしか…。危ないよ、だってFちゃんは！

D：どうして？

P：うーん…危ないわけじゃないけど、あの子は包丁持つから。だから大人しい人ほど「あんな大人しい人が」って言うでしょ？

このように交代人格は、幼いF、今、現在、表に出ているF、そして影のようにくっついているF、さらに時に荒々しくなる男性的な人格、これで四人の人格がいることになる。となると、主人格が誰であるかと問題になるのであるが、本人に聞くと、主人格は「幼いF」と言っているのである。「幼いFが外に出よう、出ようとしているので、それでざわざわして、今回不安定になった」と述べているる。この不安定が、「更年期障害ではないか」と言って、内科を受診したきっかけであるし、また別のところに紹介され、多重ではないのか、そしてそれは統合されたというプロセスを踏むことにもなっていたのである。

それにしても、主人格が小さいFとすると、いつも外に出てこないのである。主人格が表に出ているFとすると、小さい時の記憶がないということになる。しかも自己主張が弱いので、Fにくっついている別のFが存在することになり、主人格がはっきりしないことになる。しかし今、幼いFは自己主張をしようとして、表に出て、自分なりに、自分自身を生きようとしているのであり、そのことが今回の不安の原因であったのである。それは、今回、彼女は十分に理解しており、更年期障害ではない、それは小さいFが外に出ようとする不安と苛立ちが根本の問題であったということを理解している。主人格が誰かは問題でないし、葛藤を解決することを通じて、人格の統合を目指すのである。

【面接　五回目】（小さいFちゃんを出す）

D：まだ、外のくっついているFさん、大人のFさんを気にしている？　どう思っている？

P：くっついている表のFさん、表のFさんは…うん、優しいよ。

D：ああ、そう。優しいよね。でも、リストカットしようとしたじゃない？
P：うーん…。
D：Fさんが止めてくれたの？
P：そう…なんかFさんの中に、入ってばっかりだったから…入って一週間か、一〇日位だったから、それが本当の社会なのか…ただ私がちゃんといて、そこにいるのか、何だか分からなくなって。
D：まだ戸惑っているんだね？
P：わからなくなってしまって…でも、そんなことするつもりじゃなくて……（小声）
D：でも、Fさんを憎んでいるわけじゃないんでしょ？
P：うん。Fさんを憎んでいないよ。Fさんを憎んでいるんじゃなくて、自分を大事にしてくれるよ。
D：それで、体はあなたのもの？　それとも、Fさんのもの？　両方のもの？
P：わかんないよ。だってまだFさんの中に入ったばかりで、入ったばっかりで、ずっと言えなかったことを、Fさんに言えるようになって、そしたらFさんもそのまま受け入れてくれて、全部「わかったよ」って何度も言ってくれて。

D：そうだね。

P：リストカットは、なんでそんなことをしたのか分からない。ただ確かめたかったのだけかも。自分が本当に生きているかどうか…。

D：うん。

D：お互い、話がずれているんだからさ。段々、似てくると思うし。段々、あなたも違和感なくなると思う。そして一つになればいいね。

P：そうだね。（小声）凶暴なところがあるし、素直じゃないし。

D：いんじゃん、それで。だからいろんなこと、話し合って、理解していく必要あるんじゃない？

P：うん。そうだよね、そうだよね。変わっていけばいいんだよね？

D：そうそう。

P：うん。

D：はい、じゃあ、これくらいにしておくよ。
P：うん。
D：元に戻る。元のFさんに戻って、大人のFさんに戻って、大人のFさんに戻って、大人のFさんに戻ってごらん。Fさん、出ておいで、Fさん。Fさん、出てくるよ、はい、出てくる、出てくる。出ておいで、出ておいで、出ておいで、さぁ、出ておいで、出ておいで。Fさん？
P：はい？
D：Fさん、頭痛いの？　ちょっとだけ痛い？
P：うん、ちょっとだけ痛い…。
D：じゃあ、また二週間後。
（交代人格の出入りの際、患者は、頭痛を訴えることが多い。時には、頭痛で頭を抱える人もいるので注意すべきである）

いろんな人格、特に交代人格を出して、それと話をすることは、Fさんの心の中ではかなり動揺があるはずである。そのことを今回は聞いてみた。

時に呼吸困難のような苦しさがあると言う。それで、安定剤を三回ばかり飲んだと言うのである。「もうみんな一緒になっているんだから」と彼女は言うが、実際、小さいFちゃんは、かなりの頻度で日常に現れ、動揺している。

また小さいFちゃんは、大きいFさんと度々話し合っているようである。他方もう一人のくっついているFさんは、「一緒になってしまい、いなくなった」とも言っている。

小さいFちゃんが出てくると、ケーキを食べたいと言ったり、あるいはまたリストカットしようとすることもあった。まだ小さいFちゃんは一〇歳前後に止まっていて、人生の経験が少ないために、動揺が強いようである。

例えば、Fさんはある日ケーキをたくさん食べたのであるが「私ではなくて私の中の共存している小さいFちゃんが食べたと思う」と言った。つまり小さなFちゃんのことである。またリストカットについても「彼女がカッターを握り、自分が別の手で止めた」とも言っている。「変ですよね？　私がカッターを一方で握り、他方でその手を止めているんですから」と言う。つまりそのカッターで切ろうとするのは小さいFちゃんの行動なのである。そしてそれは、小さいFちゃんは自分で生きている実感がないので、リストカットで血が出るかどうかを確かめようとしていたのである。また街を歩いていると、フリフリのスカートを買えと小さいFちゃんはFさんに伝えたという。そして実際Fさんは、彼女の言うことを聞いて、子供のようなスカートを買ってあげたのである。結局、外でそのスカートを着ることは出来ず、家の鏡の前でそれを着て、見ていたと言う。よくこんなスカートを買うものだな、よくこんなスカートで外に出ようとするものだな、と自分ながらびっくりしたと言っている。ともあれ、Fさんと小さいFちゃんとの会話が始まり、頭の中がごちゃごちゃでなくなったとも言っている。少しずつ会話が進み、少しずつ落ち着いてきているというところである。

【面接　六回目】（Fちゃんを再び出す、しかし途中からFになってしまっている）

P：でも、一五歳のFちゃんに、私を巻き込まないで欲しいとか言って、そりぁそうだなと思って弱虫なのかって言うから、本当に…もう、本当に…もう、何でそういうことをするの？　私がちゃんとわかってあげられないから？

D：やっぱりそう。自分の人生を生きてないから、もう一回、ちゃんと生き直してみたいんじゃないの？

P：うん…そうか…うん。

D：それも仕方のないことよ。

P：うん。彼女にとっては、わがまま言っているわけじゃないんだよね。

D：だって、ちゃんと生きていないんだもん、青春を。

P：そうだね。まぁ、それは言えています…。

D：またケーキ食べたり、スカートはけとか言っているんじゃないの？

P：でもそれはあんまりもう言わなくなりましたよ。あのことはすごく喜んでいたし。うん、楽しんでいるようだったし。

D：でもそうやって経験していくんじゃないの？

P：うん。

D：そうすれば、そういう要求が少なくなるんじゃないの？
P：うん…そうかも。でも…少しずつか…何で私に記憶を見せようとするの？
D：見せようとする？
P：うん。過去の記憶を…。
D：Fさんは知らないの？
P：知らないでしょうけど…。
D：うん。だから、それが一五歳のFちゃんにしてみたら、「この苦しみ、あなたわかるの？」って気持ちになるんじゃない？
P：うん、そうなんだけど。「あなたは知らないでしょ？」って。「本当のFさんは知らないでしょ？」って。「こうやって私は生きてきたのを知らないでしょ」って。「なのに…きれいごと言わないでよ」って感じ。まぁ、私もね、父親のことを、私は父親のことを、ある程度許しているんですよ。なかなかその通りにはいかないし、自分だって間違ったらそうなっていたかもしれないし、そう思うんですけど。だから許しちゃった方が楽じゃないですか？

楽っていうか、前向きになれるんじゃないですか。誰かを憎んだって、憎んだままでも誰も幸せになれないし…。

D：苦しいよね？

P：そう、自分自身が苦しいでしょ？　そういうところを彼女に伝えると、彼女はまだそういう気持ちにはやっぱり…。

D：まだお父さんを許さないって感じ？

P：まだそんな気持ちになれないって…。

D：それに本当の苦しみをあなたは知らないから？

P：そう、そう、そう、そう。そんなことでもめちゃったんですよね？　じゃあ、どうなのって？　だからきれいごと言わないでって。確かにそれはそうよって言えるけど…人を許すことが大切、そんなの誰でも言えるよって言われて。（小声）私はそんなつもりはないけど、もうちょっと楽になるのかなって、でも早すぎちゃったのかなって。

D：それはでも、仕方のないことだよ。本当にパパとママの昔の記憶を持っている一五歳のFちゃんにしてみたらね、耐えられないくらいの暗さと苦しみで、生きてきたからね。
P：うん。
D：にこにこしているFさんを見ると「あんたわかるの？」って言いたくなるんじゃないの？
P：うん。
D：でも、だからといってどうすればいいの？って。
P：うん。
D：「わかるよ、聞いてあげるよ」って言うしかないんじゃない？
P：うん、そうだね。もちろん私もつもりだから、つもりじゃなくて気持ちだから。一緒になって…。思ったより（小声）。
D：みんなそうですよ。そんなにね、妥協はできませんよ。ちょっと時間をかけなきゃ。
P：そうだね。

D：朝とか、夜に、そういう話になるの？

P：大抵、朝と夜ですね。うーん、うなってますね。うなっているっていうか、思わず声が出ますね。「うぉー」って感じ。

D：ちょっと時間がかかるよ。話せばわかるから聞いてあげるって言うしかないんじゃない？

P：うん。

D：生活は困らない？ ちぐはぐになったりしない？ 日常の生活が何かスムーズにいかないってことはない？ いつもと同じ？

P：スムーズに…。とにかく、多分、私も精神的に振り回されているから、ちょっと思うようにできない…色々やんなきゃいけないこと…。

D：でも、そういう対話が一番重要なんだよ。

P：うん。

D：でもまぁ、ちょっとギャップが大きいからね。

P：うん。

D：対立するけれど、話していけば段々と縮まってくるよ。
P：うん。突然ぽっと彼女が出てくる…。（小声）
D：それは一人で耐えていたんだから、寂しいだろうし、苦しいんじゃない。それで出るんだ。
P：うん。寂しくて、苦しいんだ…。そっか…そっか…そうだよね。私は思ったことをどう伝えれば…困る…。
D：それは言えているよ。
P：寂しいとか、悲しいとか、楽しいとか、苦しいとか、そういう感情を、私は何か出せないできてる…多分…私自身の感情はあまりない方が楽だから、必要以上の感情がない方が楽だなっていうような生き方を、多分今までしてきた…とは思います。だから、余計その訴えてくる感情に対して、（小声）っていうのはこういうことなの？　まぁ、どんなに必要以上の感情がなくても、ない方が楽に生きれるって思っていたのに…感情を取り戻して生きていくことになるってことは…。

D：それは仕方ないよ。それはあなた個人が受けた体験なんだからさ。それを私のものじゃないって、言うわけにはいかない。
P：うん。
D：受け止めなきゃ。
P：そうやってみんな…（小声）…他の多重が入っている人はどうなんだろう？
D：やっぱり対立している人も多いよ。奥の人格と表の人格がね。大体、表に出ている人格は非難されるんだよ。のん気で、よくわかっていなくて、おばかさんで。言われるんだよな。
P：（笑）
D：でも奥の人格がその秘密を、虐待を抱えてくれるから、表の人格が気楽に生きられるわけでさ。そのために人格がこう分かれたんだから。楽に生きられるようにって。
P：うん。
D：でもそれも無理があるから「俺のことを理解しろよ」ってくるわけでしょ？

P：そうですね。昔はそんなこと、これっぽっちも起きなかったのに。頭の中にざわざわざわざわとくる…。

D：ひょっとしたら、今ならわかってくれる時期なのかなって思っているんじゃない？

P：うん…そうですね…そうですね…。まぁ今なら、自分のことを、心配できる環境ですよね？

D：うん。すべては仕方ないのよ。それなりの理屈があるのよ。

P：自然の流れ？

D：そうそう。

P：そっか…。「あなたより私の方が苦労しているのよ」とか思っているのかな？（笑）

D：そうそう（笑）。

P：何か言っているんですよね、彼女。私が寝ている時に…何か文句言っているんですよ、実際に、口に出して。

D：そういうの、言わせておけばいいじゃん。

P：私、頭がおかしくなったのかなって思って。覚えていればいいんですけど、はっきり何て言ったか。でもいつもその…入眠時とか、私の目が覚める覚醒時とかに言うから、私、ちょっと朦朧としているから、何か結構私がこうだ、ああだって彼女は言うんですよ、言いたいことを、自分の主張を。あれ、誰かが見たら絶対おかしいって思うはずです。

D：大体そうなんですよ。朦朧とした時に、いろんな人格で出やすいから。

P：うん。言わせておけばいいんですか？　そうすれば、それはそれですっきりしてくれるんですか？

D：そうそう、言わせておけばいいんだよ。

P：うん。何で自分にそんなの？（笑）

D：日常生活はそんなに乱されていないんでしょ？

P：どういうことですか？　乱されていないって。彼女が入れ代わって、何かするとか？

D：それもあるし、あなたが動揺して家事がうまくできないってことはないでしょ？

P：それは大有りでしたね（笑）。一週間、本当に振り回されました。もう、薬も飲みっぱなしだし…。

D：一五歳のFちゃんがぽっと出てくるものだから、その間、はっきりしなくなっちゃうんでしょ？

P：そうですね。何もしなくなるし、苦しいし、不安定になるし、いろんな感情が流れ込んでくるし…うーん…でもごはんだけは何とか頑張って作ります。

D：子供たち何か言う？　お母さん「最近おかしいよ」とか。

P：息子は遅番なんで、ほとんど仕事が夜の一一時すぎだからそういうのはないんだけど、娘はちょうどもう春休みだから、一緒にいる時間も長いから…心配して…変っていうか、お母さんに違う人がいるってことは、本人から聞いています。本人自身も、お母さんは普通の人とは違っているとわかっていますし。

D：要はわかってくれる人がいるんだね？

P：そうですね。そう、そうなんです。私、ある意味ね、恵まれているのは、自分がこういう状態になって、こういう風に病院に通って、今こういう状況なのって言える人が何人かいるんですよ。自分の息子のママ友で、長女が二六歳で、リストカットを何回もして、もう随分通っているけど…やっぱそういう子供さん抱えているから、変な話、私みたいな話聞いても、驚かない（笑）。驚かないで、うん、いてくれるし、新潟の叔母なんですけど、すごく心配してくれるし…。

D：それは恵まれているよ。

P：そうです、そうですよね。

D：普通はね、こういうのはね、家族も理解しないんだよ。

P：いや、夫になんか言えないですよ、間違っても。

D：間違っても？

P：間違っても言えないですよ。「おまえ頭おかしくなったのか」くらい言われて…うつ病の時にさんざん責められたから。「ちょっと具合悪いんだ」って言って「何で小岩まで行っているの?」「専門の先生だから」って。専門の先生はなかなかそんなにいないんだよ、近場に。だから随分、恵まれているかもしれない。

D：恵まれていますよ。

P：じゃなかったら、自分、おかしくなっちゃいそう。

D：理解してくれなくてね、うつ状態になる人も多いんだよ。

P：はぁ。

D：自分の親もまったく理解してくれなかったり。

P：うん。

D：ふざけるの止めてくれって言われちゃう。

P：(笑) ホント、そんなことないよね。本当、本人真剣だし、苦しいのに、そっか、周りから見たらそうなっちゃうね…。周りはわからないもんなぁ…。自分の中で起きていることは…。そっかぁ…辛いでしょうね…。友達だって、よっぽどの友達じゃなかったら、そんな話、まともに聞けませんよね？

D：うん。

P：「おかしくなったんじゃない？」とか言われるのが、関の山でね？　本当に心配してくれる友達は、残るんですよ、おかしくなっても。でも、病気になった時に、離れていく人も…何か変な人にしか見えないんでしょうね？

D：普通は理解できないよ。

P：ねぇ、理解できないのが当たり前ですよね？　当たり前かもしれない。幸せかもしれない、私。だって、やっぱり…先生はわかるじゃないですか？　こういう話が。

D：うん。

P：でもね…わかる先生が少ないような気がする。

D：わからないんだったら、わかる人に紹介してくれれば、まだいいんだよね？

P：そうですよね…そうですね…。誰か知っている人がいたら…近くのお医者さんとか知らないし…。近くにできて、わりと新しく出来たところに電話したら、すごく人気があって「初診は二ヶ月待ちです」って。二ヶ月待っているうちに、どうにかなっちゃいそうだって思うし。先生によってやり方も違うでしょ？　考え方、それぞれ。
D：そうでしょう。
P：でも、結構、統合した人って多いですか？
D：いや、完全に統合ってね…あまりいないですよ。ただ人格の数が減った。
P：ああ、人格の数が減った…。
D：減って、楽になったっていうくらいのところだね。それから自然になくなっちゃうとかだね。
P：うん、自然になくなっちゃう…。生活に支障はない、人格は残っているけど生活にこう支障がないような程度に納まっているとか？
D：そうそう。それならそれでいいのよ。
P：そうだよね。そう思います。
D：四〇くらい人格のあった人も、今は一つか二つかなぁ…それもはっきりしないけど、あまり関係ないようになってる人もいるよ。
P：そうですか。生きやすくなれば、それでいいんですよね。…うん…そっか…。
先生の患者さんにはリストカットしてくる子とかいるでしょ？
D：うん、いっぱいいるよ。
P：そういう人には何て忠告するんですか？　するなとは言わないでしょ？
D：一応、常識的に。自分を傷つけて、人に見られると嫌だねって言うけど。
P：でも、しちゃう？
D：しちゃいますよ。
P：でも止められない？
D：止められない。でも「止めなよ」くらいのことは言うけどね。イライラして
いるから切るんだから「何でイライラしているの？」って聞くけど。
P：そうだね。原因の方を和らげてってことか。ふーん…。一五歳のFちゃん自
身が混乱しているだろうね、私自身も混乱しているけど。一週間、一週間、
待ちくたびれる。

D：でも一五歳の子に比べたら、まだ楽なんだから、我慢してあげなよ。
P：そうだよね。彼女には逃げ場がなかったからね。彼女には逃げ場がなかったけど、何か一緒に楽しんであげられることを探してあげるといいかもね。先生、男の人がだめって何なんでしょうね？
D：だめ？
P：男の人が苦手って何なんでしょうね？
D：あなた？
P：うん。普通に喋るのは大丈夫なんだけど、よく若い男の人って、こうぎらぎらしているじゃないですか？　近寄ってきて、肩に手をのせられたりとか、腰に手をまわされたりとかすると、もうぞーっとしますね。
D：お父さんに恐怖を持っているから、男性に恐怖を持つんじゃないの。
P：ああ、そうか。でも普通にしゃべったりとかはできるんですよ。でも必要以上に距離感が縮まってくると、だめなんですよね。やっぱりそういう父親の虐待とか…。

D：うん、そう思うよ。
P：何か自分がね、三分の二は男なんじゃないかと思って。
D：だって男の人格持っているんだもん。
P：だってそれは私を守るために、でしょ？
D：そうそう。
P：そうですよね？　自分でも男ぽいって思って。
D：言葉も「だからさ」とか言われちゃって。貫禄あるよ。
P：(笑)嘘？　そんなこと言ってました？
D：びっくりしたよ。
P：嫌だぁ、そんなこと言ってませんよ。本当？　ふーん…。表が女なのに。
D：でも、そうなったら、男として対応していたよ。
P：(笑)そっか、そっか。へぇー、そっかぁ。
D：他の人ならびっくりするだろうけど、私はあんまりびっくりしないから。
P：じゃあ、先生はこんな事例いっぱい診ているから？

D：うん、事例っていうか。確かにね、男の人格持っていること多いね。
P：女の人でも？
D：うん。
P：男の人、一人だけじゃなく、二人とか？
D：それもあるとは思うけど、あんまり会ったことはないね。
P：そうなんですか…。
D：雨降って地固まるだよ。もうちょっと待っていなさい。
P：そっか…しょうがないね。でも、しょうがないね。本当にしょうがないね。
　体調悪いのもしょうがないね。
D：うん。
P：もうちょっと早く、元気になりたいなとも思うんだけど。
D：まだぐずぐずしているからね。もうちょっと時間必要だから。
P：そっか…そっか…。はい。

交代人格が、Fちゃんから F に大胆に出現し、話が急に変わる。そのため F の動揺は強い。しかし、交代人格の意味や疑問に答えて、F の安定を目指す。そのことが統合への道となる。それには一年は最低かかると考えられる。

やがて一五歳のFさんは、主人格に影響を及ぼさなくなり、心のざわつきは少なくなった。

しかし、一五歳のFさんを出してみると、一五歳までの写真が男性の交代人格によって捨てられたという。「私の生きた証がないではないですか」と涙声であった。そのことで、リストカットしそうになったが、オモテのFさんが守っている体を傷つけられないと止めることができたと喜んでいる。

また、一五歳のFちゃんとFさんとの合流が少しずつ進んで、Fちゃんの手と足が半分、Fさんの中に入っている感じがするという。Fさんの細胞の中に溶け込んでいるようで、しかも居心地はよいという。

「私は融合していくと思う」と述べている。他方「自分がいなくなる感じもして複雑」ともいう。

「体のない所に生きていたくない。Fさんの中にいたい」とも表現している。男性の交代人格については、「怒りがコントロールできれば、男の人格はやがてなくなると思う」と述べている。

【面接　七回目】（男性の交代人格のその後）

D：男の人はどうなっている？

P：男の人がいるの嫌だなって思うんだけど。

D：そうなの？

P：そんなもんよね。私の中にいるんだから。

D：はい。では男の人格を出してみよう。ゆっくり出していこうね。はい、ゆっくりはいて…はい、吸って…はい、ゆっくりはいて、気持ちを楽に…。はい、ゆっくりはいて…はい、頭の中にいる男の人、わかるかな？　男の人、お話ししたいんだけど、出てきてくれない？　男の人、出てきてくれる？　お話ししましょう。男の人、出ておいで、出ておいで。はい、出て。男の人、出ておいで。出れるかな？　はい、出れるかな？　はい、出ておいで、出ておいで。男の人、出ておいで、出ておいで、出ておいで。はい、男の人？

誰？

P：誰？　久しぶりだね。

D：久しぶりだね。どうしてた？

P：どうしてたって…。ねぇ。

D：何か気になることあった？

P：気になること？　特にないけど。何かみんなわさわさしていたなって。

D：うん。君、時々出ていたみたいね。

P：え？

D：言ってたよ、Fさんが言ってましたよ。

P：（笑）ちょっと、ちょっと。

D：何か言いたいことがあったの？

P：いいえ、ないですよ。ないです。

D：ただ、たまには出させてって感じかな？

P：そう…そうですね。最近、つまんないから。

D：つまんないだって。(笑) どうして？

P：うーん、どうしてって言われても…。

D：ちょっと無視されているのかな？

P：まあ、ちょっと邪魔なんだろうね。邪魔なんだろうなっていうのは、まあ、それはしょうがないよね。うん…しょうがないことだし。

D：少しあなたの役割が少なくなったのかな？

P：その通り。うん。この間も、娘と、ちょっと、こう…やりあってたら、大体あの辺で、こう、呼び出されるんだけど…。

D：呼び出されてない！

P：そうなんだよ。

D：俺を忘れている！

P：いや、忘れるとかじゃなくて…Fさんが強くなったというか、対応の仕方というの？　できるようになったのかな…。ものの言い方？

D：そう。

P：娘の言い分、Fさんの気持ち、お互いにどうしたらいいのか。娘を責めるんじゃなくて。初めてだな…あんな言い方したの。

D：つまり、子供に対する言い方が、落ち着いている。

P：冷静になったね…冷静になった。

D：じゃあ、あなたが要らなくなったんだ。

P：うーん…。(笑)　まあ、そういうことだよね。

D：寂しくてしょうがない？

P：いや、寂しくはないよ。別に。寂しくはないけど、寂しくはないけど、まあ、いいんじゃないか？

D：(笑)　いいんじゃないか…。

P：Fさんが良ければさ。うん。

D：孤独じゃない？
P：孤独じゃないな、孤独じゃないな。
D：じゃ、昼間はどこにいるの？
P：その辺にいるよ。普通に。
D：頭の中にいるんじゃない？
P：うん。
D：そう、頭の中にいるんだよね。頭の中はどう？
P：つまんないよ。(笑) だって、いたことないだろ、先生。
D：そりゃそうだよ。(笑)
P：そりゃそうだよな。あ、そりゃそうだよな。いたことないんだからな。
D：大体、頭の左側でしょ？ いるの。違う？
P：何でわかるの？
D：わかるんだよ。
P：どうしてわかるんだよ？

D：経験的に。
P：経験？
D：何で？　先生、経験でわかるの？
P：大体、左側だから。
D：一人で寂しいんじゃない？　話し相手もいないんでしょ？
P：え？　一人じゃねーよ。
D：ああ、いっぱいいるんだよね。
P：あ、一人減ったな。あれ？　行ったよ。
D：オモテのFさんでしょ？　いなくなったの。違う？
P：いや、あの一五歳の子。いなくなったよ。
D：え、そう？　一五歳のFちゃん？
P：うん。頭の中にいて、いなくなったの…。どのくらいだ…？　何か明るく「じゃあね」っていなくなっちゃったよ。
D：えー？

P：先生、何かしたの？

D：えー？　何したんだろう？

P：だって今までいたの、いなくなるって。

D：話、聞いただけ。

P：誰？

D：Fちゃん。一五歳のFちゃんの話を聞いたの。じっくり。

P：うーん。

D：それぐらいだよ。

P：ふーん。じゃあ、喜んでいったんだから、いいんじゃない？

D：うん。

P：喜んでいったんだから。幸せだな。

D：オモテのFさんは、まだいるの？

P：いるよ。何人いるかわからないな。

D：よくわからないんだよ。

P：俺もわかんねーよ。俺の方が後だからな。
D：そうそう。
P：何人いるか、わかんねーよ。同じ顔してるし。
D：君は心配なことはない？
P：心配？ 心配か…。あとは俺の役割は…何だろうな…。Fさんが…Fさんを思ってくれるいい人に出会えば、俺も要らなくなるだろうな。
D：最近、女性も強くなってきているけどね。
P：あー、そうだね。Fさんも強い方じゃないの？
D：うん。そうなんじゃないの？
P：よくわかんないんだけど。俺がいるから、そんな風になっちゃうんじゃないか？ 女として育っていないような気がするな。
D：Fさんは心が傷ついて育っているからな。
P：うーん…そうだな。うーん…そんな風になっちゃうんだよな…。
D：気が弱くなるんだろうね。

P：先生、よくわかってる…。
D：大分、長いおつきあいだから。
P：そんなに経つか？
D：どのくらい経つかね。
P：俺、結構、最初の方に呼ばれた気がするんだけど。
D：そうね。九回目だね。
P：そんなになるんだ。ふーん。
D：あなたとは、正確には二回会っている。でも、もっと会っているだろ？
P：正確には二回？
D：ちゃんと出てもらって話したのは二回。
P：二回？
D：でも、ちょろちょろとあなたは出ているかもしれないから。
P：俺が？
D：出ていないかな？

P：そーだなー、先生のとこ？　ちょこっと出たかな。うーん…覚えてないなー。でも、まあ、ちょこっとくらい出たかもしんないな。

D：今、Fさんは落ち着いているの？

P：うーん…落ち着いてきてるみたいだよ。あいつがいなくなって…何かちょっとぐたぐたしていたけど…。最近は落ち着いちゃって…何だかもう一人わかんないFがいるだろ？

D：くっついてるFのこと。

P：そう、そう。オモテだか、ウラだか、入れ替えるから、よくしょっちゅう入れ代わっている感じだったんだけど。何か最近は、感じとしては…「私は私でやるからー」みたいな。

D：うん。

P：みたいな感じになってきている。

D：Fさん？

P：Fさんが「私は私でやるから、あんたたちはちょっかい出すな」って。

D：ああ。

P：「私は弱いところもあるけど、自分で努力していくから」って。

D：「もういいんだよ、そんなに」って？

P：ああ。

D：「助けなくてもいいのよ」って？

P：そうそうそう。言いたい感じなんじゃない？　でもなー、出番少ないね。

D：うん。

P：出番少ないね。

D：うん、うん。

P：幸せになってくれればいいんだよ。

D：うん、うん。

P：幸せになってくれれば、俺はいいんだ。Fさんが幸せになってくれれば、俺は役目は終わる。

D：うん。

P：ちゃんと守ってくれる人に出会ってくれれば、いいんだよ。それだけ。どーせ俺には体がないんだし。
D：何かちょっとふてくされているな。
P：そうだな。出るところなかったら、おもしろくないよな。
D：(笑)
P：笑っているけどさ、自分だってそうだろ？　出るところなかったらおもしろくないだろ？
D：そりゃ、そうだろうね。
P：まあ、しょうがないんだよ。それが運命だから。
D：はい、じゃあ、Fさんに戻るよ。
P：いいよ。
D：はい。目をつぶって。さあ、ゆっくりして。静かにして。楽になっているよ、気持ちが。はい、Fさん、Fさん出て。Fさん、出ておいで。Fさん、出ておいで。Fさん、出ておいで。Fさん、出て。

P：うん…。

D：わかってた？

P：何か言ってますね。

D：誰が？

P：…何か文句言ってるような感じがするけど…。

D：男の人？　男の人は、言いたいこと言った感じがするよ。

P：そうですかー？

D：うん。びっくりしたのは、一五歳のFちゃんがいなくなったんだって。

P：あー…いないって？

D：うん。

P：ほんと？

D：うん。

P：じゃあ、やっぱり入ってきちゃったんだろうね。

D：そうなんだろうね。

P：でも何かすごく静かになっているなって…すごく静かになっちゃって。
D：うん。男の人は、自分の役割があまりなくなってしまったんだね、ちょっとふてくされているんだよ。
P：(笑) そうなんですか?
D：うん。
P：じゃあ…それでちょっと、何か…ちょこちょこしているの?
D：うん。ちょっかいかけるんだよ。
P：ちょっといたずらするって感じなの?　でも悪気はない?　悪気っていうか、何かすごく不満があって、何かっていうのはないの?
D：ない。Fさんがね「私にあんまりちょっかいかけないで。私は自分で生きていくんだし、みんなの力を借りなくていいんだ」と。かなり強気の発言だね。
P：そう祈って伝わるんですね?
D：伝わるんです。自分で考えていること。
P：伝わるんだ…それはありますね。ここのとこ、そういう気持ちで…はい。そっか小さいFちゃんが、Fさんが中に来たからかな。

D：強くなったね、その分。

P：何かしっかりしたなって思うよ。

D：めでたいことじゃない。

P：順調ですよね？　本当に何か…一二月まではあんなにめちゃめちゃになってて、それこそ本当に大変だったの。

D：うん。

P：もう本当に、どうしようかと思うくらいで。子供がね、昨日「お母さん、ちょっと落ち着いたねー」って言ってくれて。あー、やっぱり落ち着いたのかって。そうだよね。順調だね。

D：うん。

P：じゃあ、もういないね？

D：まあ、まあ。まだ断定はできないけどね。

P：断定はできないけど？　でもみんながおとなしくなってくる。（小声）

かくて、小さいF（一五歳のF）がFに統合され、Fは自立心が強くなった。又、くっついたFさんもいなくなったようだ。Fさんはつらつとしている。これ位の時間で統合することはめずらしい方である。交代人格の中に邪悪な人、あるいは破壊的な人、ひねくれた人がいなかったことが大きい理由であろう。

多くの多重人格の人は、もっと複雑なことが多く、統合は容易ではない。

10　主人格を守る54人の交代人格――父への裁判

ヒロは一五歳の時に母親と共に私のクリニックにやって来た。何の連絡もなく不意に来たので、どういう人なのか私は知らなかった。母親の説明はこうだ。

「娘は多重人格なんです。別のクリニックに行っていたのですが、その先生と喧嘩をしてしまったんです。先生どうか診て下さい。」

実に唐突な外来訪問であった。

ヒロは淡々とした顔をして、まだやや幼い声で私の質問に答えた。

「君は多重なのかな?」と聞くと「自分じゃわからないけど、人がそう言うんですよね」ということであった。それによって、私はヒロが主人格であることがわかったのである。主人格というのは、交代人格をあまり知らないことが多い。いや、全く知らないのもいる。そういう意味で、ヒロが主人格であるということがわかったのである。

「どんなことが悩みかな」

と聞くと、

「時々死にたい気持ちになってしまう。自分ではそんな気はないのに」

と言う。そして、

「私は自分が何をしたのかわからない。現実か夢なのかどうかわからない」

と言った。一五歳で離人症的な訴えを述べたのであった。

その言葉を聞いて、私は交代人格がそうさせているのではないか、と思ったものである。

「交代人格で怖い人格がいるのではないか?」

と聞くと、

「うーん、私にはわからない」

と言う。

「じゃあ、その交代人格を出してもいいかな?」

ということで、軽い催眠で交代人格を出すことにした。母親に聞くと「ネガ」

という人格がいるように思うということであり、その「ネガ」を出すことにした。しかし催眠では容易に出なかった。私はとうとう諦めて、

「なかなか出ないね」

としばらく座っていた。すると彼女は、

「携帯を使うから、ちょっと外に行って来ます」

と言って出て行った。ところがそれきり、帰って来なかったのである。しばらく経って母親の携帯に電話をかけ、私に伝えてきた。そして、

「先生、本当はね、ネガが出ていたの。私、先生を騙したわけ。ヒロという名前で騙したわけさ。私、これからもう死ぬわ。道路に飛び込んで死ぬから。さようなら」

と言うのであった。慌てて皆が外に出てみると、かくてネガの人格によって自殺を試みようとして、道路で気を失っていたのである。

急いで連れて帰り、椅子に休ませてみた。すでにネガではなく、ヒロに代わっていた。

「やっぱり、今ネガを出すことは危険なんだね」

と言うと、ヒロはぼんやりとした状態で黙っていた。母親は、

「このネガがいつもヒロの気を失わせ、別の交代人格を出したり、自殺未遂を起こそうとしたり、手首を切ったりするので、困っているんですよね」

と言った。この発言で、ネガが重要な交代人格の一人であることがわかった。ネガの人格というのは、はっきりしないが「ネガグループ7」と言った方がいいらしく、ネガの交代人格は数人いるようであった。その他の人格も三人くらいおり、それはネガグループではなく、ヒロと仲の良い、明るい人格であった。子供のような由麗祢（ユリネ）と言う人格もおり、それははいはいをして家の中を這い回るというような人格であった。

母親の話ではヒロが中学二年生の時に母親は離婚したという。それは父親の虐待が原因であると述べていた。ヒロが来た時は「ゆめ」という赤ちゃんの人格、「祷（イノリ）」という自閉症的な人格、「Ren（レン）」という「ネガグループ」と呼ばれる人格で、自分を傷つけることを自慢する人格があり、つまり三人だと

言っていた。

このネガグループのRenというのは、いつも手首を切る、つまりリストカットをしていたという。その頃、ヒロはネガグループの出現を予期すると、過呼吸で倒れてしまうことが多く、また倒れると別人格に代わるのであった。

彼女は当時、記憶がないことが丸一日続いたり、そうでなくても数時間続いたり、ということがしょっちゅうであった。解離性健忘と呼ばれているものであり、その間別の人格、つまり交代人格が出ていたものと考えられる。

彼女は小学校三年生の時に「宰（ツカサ）」と「楓（カエデ）」と呼ばれる人格が出たという。しかしもっと小さい時には「愛」とか「レモンちゃん」「ちぃちゃん」、「沙那（サナ）」や「里緒奈（リオナ）」という人格が出ていた。当時からヒロが主人格なのか、チコが主人格なのか、という疑問を持っていた。

このように、主人格が誰なのか迷う例というはきわめて稀なことである。多くの人は自分が生まれてからその肉体を持ち、頭脳と思考力を持ち、そして生まれて与えられた名前を名乗っているのが主人格だからである。

ネガグループというのは、すでに述べたようにリストカットを平気でやる、危険なグループであり、その中で「蒐羅（シュウラ）」というのは男の子だという。それも一七歳の男の子である。ちょうどヒロと同じ歳である。また「ゆめ」という人格は、ネガグループからポジグループの方へ橋渡しをする人格だという。このようにネガとポジのグループがあって、それをつなぐ人格がいるという、きわめて複雑な交代人格の世界である。そして「スバル」というネガグループのリーダーが、ネガ的なニュアンスが薄まり、結局は全体をコントロールする人格であり、交代人格の中のリーダーとなっていた。

やがて妹も多重になった時、その妹の交代人格の子供ときわめて仲が良く、その二人でいる時は安定した関係であったが、それ以外の人格では、この姉妹は大変な喧嘩を繰り返していたのである。そのために部屋を分けて、二人が一緒に寝ないように指示したのである。

私の治療的な方針は、ネガを当面出さず、ヒロの健康的な部分に働きかけることが主たるものであり、いわゆる支持療法（supportive psychotherapy）と呼ばれているものである。

ヒロはきわめて明瞭に、私にいろいろなことを話してくれた。交代人格についても、

「先生に最初は言いたくなかったから言わなかったけれども、今はある程度言えるから何でも言う」

というようになり、私と彼女との信頼関係は十分にできるようになった。交代人格といっても、ネガグループについては、彼女は十分に知らなかった。

彼女にとって交代人格の人たちは、成長の時代時代ごとに、そのグループの人格が変わったようであった。最初は、今のようにネガグループとその他のグループであったが、その前の時には、ネガグループとその他のグループには差がなかったというのである。

大体、交代人格にはリーダーがいるものであるが、ヒロの人格の中では、ネガグループのスバルと、ポジグループの由麗称の二人がリーダーであった。

このような面接をしばらく続けていくうちに、ネガは段々姿がはっきりしなく

なっていった。つまりヒロの人格を支持しているうちに、ヒロの自己主張が強くなると共に、ネガの存在ははっきりしなくなっていったのである。したがって、ネガによる自殺未遂やリストカッティングなどもほとんどなくなってしまった。誰が主人格かということはずっと問題になるのであるが、一応ヒロが主人格であるが、その上にさらにチコがいて、それが本来の主人格ではないか、という考え方をしていた。

しかし、チコという人物が自分でそれを名乗って出てきたわけではなく、ヒロという人物だけが外に出ているのであれば、人が交代人格でないかぎり、ヒロが主人格になっているのであろう。本来の主人格「チコ」が虐待を受け、多重になることによって、チコという主人格すらはっきりしなくなったために、ヒロがその時点で主人格になったと私は考えている。

半年経つと、ヒロは交代人格の言っていることがわからず、記憶がなくなると言っている。しかし奇妙なことに「頭の中に入ると記憶を持っている」とも言っているのである。つまり、主人格の性格と交代人格の両方の性質を持っているのである。きわめて稀な主人格の現象である。さらに半年くらい経つと、ネガがはっきりしなくなり、そしてまた交代人格も少なくなったようである。このような時でも時々パニック発作が起こった。それは街の中でも起こることがあった。それが唯一の悩みでもあった。

一年ほど過ぎたあたりで、父親から受けた虐待について明瞭に述べた。このように自然に彼女が虐待の話をしてくれることが一番妥当なものと私は考えていた。彼女の告白によると、彼女は小学校三年生までに体を足で踏まれ、殴られ、頭に水をかけられた。また、頭を壁にぶつけられたという。そこで過去の虐待の話は終わったので、性的虐待はどうかと聞くと、自分は知らないと言う。知っている交代人格は誰かと聞くと、「由麗称」と言うので、由麗称を出し、性的虐待について聞いてみた。

由麗称は淡々と「父親は両足をひっぱり、そしてそれを開いて陰部を押す、血が出た可能性もあった」と言う。由麗称はスバルと同様に、小さい子のリーダーだという。

この頃には、五四人の交代人格を自分で書いて持って来た。そこではポジグループが四一人、ネガグループが三人、Timeグループが二人だが、その名前ははっきりしない。まだ別のグループでは、八人みられたのである。このような約六〇人の交代人格のうち、四、五人の交代人格だけが父親からのトラウマを知らないのだという。それはおそらく、父親の虐待の影響がなくなった以後に生まれた交代人格であり、当然父親の虐待を知らないことになる。

この頃「記憶が飛ぶ」というようなことを言っているが、記憶が飛んでいるのは、当然交代人格が出ている時である。したがってノートには、記憶が飛んだ時の交代人格がさまざまな落書きをするのである。その中心的人物は「楓」であった。

ある時、虐待の頃のことを細かく説明している日があった。これは「ヒロミ」という交代人格が説明したものであるが、暴力虐待は三歳の頃で、頭から足、また足と手、肘などをぶたれたという。血は出ているが、それは押し飛ばされて受けた打撲から出た血だという。投げつけられることはしょっちゅうだと言っている。

性的虐待については、小学校の低学年の頃であった。父親は彼女に千円札を与え「一緒に寝て」と言う。そして抱きついてきて、下着をいじる。お風呂に入ってくる。抱きついてくる。しかしいじるだけで、レイプそのものはなかったと言っている。

小学校高学年になると、コップを投げつけられたり、ゴルフのクラブで殴られたりして、いつも痣があったという。父親は優しい時にはとても優しいが、突然変わり、虐待が始まるのだという。

その後一年も過ぎると、ネガはほとんど出なくなったが、ヒロはこのネガのことをこんな風に説明している。「ネガというのはポジを殺すかもしれない。それは自殺ではない」。ネガは自分も他人も憎んでおり、悲しみだけを持っているというのである。ネガの「悲しみだけを抱いている」という言い方は、私の経験でも、一番虐待の記憶を明瞭に持っている人格がそのような発言をするものである。その人格は憎しみだけを持っている、恨みだけを持っている。「殺したい」というような、非常に危険な感情を持っていることが多い。

その意味でも、このネガというグループは、おそらく虐待の記憶を一番明瞭に持っているものと思われた。しかしその頃には、ネガはほとんど出なくなっており、そのために、気軽にヒロはこのネガの性格や言ったことを治療者の私に説明したものと思われる。

ヒロは、あるいはまた由麗称は、父親からの虐待について淡々と述べていたものであるが、前任の治療者の時には、この虐待の話を聞かれると、急に子供の人格になってしまい、会話を中断してしまったという。「こうした子供の人格は過去の記憶がなく、その役割の関心を逸らすことにある」と、前任の治療者は述べているが、私にはいくつかの交代人格、あるいはまたヒロ自身が率直に虐待のことを話しており、また母親に確かめても、その通りだろうと、述べていたものである。

したがって、それぞれの治療者のやり方によって、このような違いが出てきたものと思われる。私は、主として彼らが虐待について自然に喋ることを聞いていたのである。時々、ヒロというよりも交代人格に、自分の頭の中の世界を描いてもらうことがある。私は多重人格の治療の時に、よく自分の頭の中の世界を描いて欲しいと言うのだが、交代人格は大体するすると描くものである。ヒロの場合も、必ず川と道が真ん中に、出口の方へ向かっており、そして左側と右側では全く世界が異なっている。右側ではやや幼い人格が出ることが多いのである。

また別の絵では、道はあるが川がなくなっている。しかし左側はかなり多くの人格が描かれており、これはネガグループが明瞭に意識されてきたことを示していると思われる。右の方には、ヒロを含めて五人の人格が出ており、由麗称の顔が大きく描かれているが、いささか動物に似た顔になっている。これは明らかに子供の世界に近いのである。

ところで心理テストである。ヒロが初めて私のところに来た時、ボーダーライン・スケールをやっているが、それによると五〇項目のうち三四項目に「はい」と答えており、これは私の経験では、ボーダーラインと診断してもほぼ間違いないスコアとなっている。確かにその後の治療にあって、ヒロは手首を切ったり、外で倒れたり、あるいはまた家で暴れたりすることがあり、当時は明らかにボーダラインといってもいいものであった。

したがってきわめて安定した状態になったのである。この時までに、すでに一年が経っていた。恋人の問題も時々起こり、それについていろいろ話をしていたが、特に多重だからということはなかった。多重だから特別な対応をしたわけではなく、普通の心理療法の対応であった。

この頃、性的虐待についてもっと明確になった。その性的虐待は二、三年続いたようである。当時母親はパートに出ていたのであるが、その仕事に出た留守の間に、父親（この父親はサラリーマンであるが）が会社から早く帰って来て、彼女に千円を与え「一緒に布団に入り、遊ぼう」と誘うのであった。それに応じないと滅茶苦茶に殴られたり蹴られたりするので、彼女は恐る恐る布団に入るしかなかったのである。そして、性器をいじられるということが起こっていたのであった。

そのことを他の人に喋ると、もっとひどい暴力を振るうぞ、と言う父親の脅かしによって、彼女は誰にも言うことができなかった。また、彼女をベランダの手すりに座らせ、父親はそれを笑って見ているだけ、という事件もあった。

彼女はすでに小学校低学年のレベルで「死にたい」と思っていた。母親に言っても母親が苦しむだけだし、またそこで夫婦の大きな喧嘩が始まってしまう。それなら死んだ方がいいのではないか、と駅のホームをぶらぶらしたり、あるいは崖の上から海を見たりして、死に場所を探していたこともあったようである。しかし、やはりどこかで決心がつかなかったのであった。

彼女はこの虐待を受けていた最中に、多重人格になっていたのである。例によって「頭の中で何かざわざわする音がする」という段階から「頭の中で何か話しかける声が聞こえる」という段階になり、実際に別の交代人格が出るようになり、母親はこの段階でびっくりしたのである。妹もびっくりした。その頃には、父親と母親は離婚が成立していた。

彼女はこのようなトラウマを静かに話し、特に大声で泣くということもなかった。それはある意味で、主人格は交代人格によって虐待の記憶から守られており、虐待をリアルに感ずることができない、ということでもあると考えられた。これはいろいろな多重人格ということでもあるが、概して主人格が一番虐待のことを知らないことが多い。あるいは知っていたとしても、実感が伴わないことが多いのである。

したがって本人は淡々と生きているのであるが、交代人格が出た時、その交代人格が凶悪な人格であったり、激しく泣いたり怒ったりするのであった。この場合、ヒロは淡々としているので、ヒロが主人格だと私は考えていた。

ヒロは高校に行こうとしたが、学校では交代人格がぽっと出てしまい、特に彼女の場合は一度倒れて、目を覚ますと別の人格になっていたりするので、自分でそれをコントロールできなかった。

多重人格の人の中には、交代人格を出さないように十分にコントロールできる人もいた。多くは大体コントロールできるが、時には瞬間的に交代人格が出てしまう、ということもあるものである。

ヒロの場合は、そのように交代人格が時々ぽっと出るので、学校へ行ってもからかわれたり、不思議がられたり、変人扱いされたりするので、学校へ行くのを止めてしまった。そしてアルバイトでコンビニなどの店に勤めたのであるが、働いている途中で交代人格が出ると、店長に「ふざけるな」と叱られるのは、やむを得ない部分があるのかもしれなかった。

母親自身、交代人格が出てくるのを初めて見た時、何がなんだか全くわからなくなって、頭が真っ白になってしまったと述べていた。二年も過ぎると、交代人格の数はきわめて少なくなり、ほんの四人程度になっていた。実際は、奥にもっと多くの交代人格があったかもしれないが、当面一年ほど出なくなった。その間、特に分析的にやったものではなく、支持療法的に日常の適応力を強めると共に、落ち着いたところで虐待の記憶を話してもらったのである。

このようなプロセスで、彼女の気持ちも落ち着いて、ネガグループという交代人格も全くなくなってしまった。

しかし次に問題になったのは、私はヒロが主人格だと思っていたが、ヒロの方から「自分が主人格だったら、チコという名前のはずだ」と言い始めたことである。「だから自分は主人格だという気がしない」と言うのである。しかし現象としては、つまり主人格があまり交代人格のことを知らない、ということを考えると、主人格はヒロしかいないものと思われた。

そのような話をすると、ヒロは、

「ヒロ1、ヒロ2、ヒロ3までいるんじゃない？　いやヒロ4までいるかもしれない」

と言うのである。私は、

「それはおかしいと思う。今までの経過をみるかぎり、ヒロが主人格であることは確かだと思われる」

というと、

「どうだかわからないな。でも、もう一度言うけど、ヒロが本当に主人格だったら、チコのはずだ」

と言うのである。

昨今はヒロは四人おり、ヒロ1は無表情、ヒロ2は暴力的、ヒロ3は一番穏やか、ヒロ4は幼い、と言う。しかし、ずっと出ているのはヒロ3だと言う。これは私を困惑させた。彼らは主人格と交代人格の中間の性格を持っていたからである。

このような症例は、私には初めてである。主人格が不明瞭だとすると、主張することも不明瞭になる。ヒロは段々治療意欲が薄らいでいた。彼女は、

「このままでも安定しているし、結構楽しめるから統合しなくてもいい」

と言うのである。私は、

「統合しなくてもいいけど、確かに安定するならば、それはいいと思う。あなたが治療を止めたいと思うならば、それはそれでいいと思うけれど。ただこれからのことを考えた時に、どうやって暮らしていくのかさっぱり見えてこないじゃないか」

と述べると、彼女は、

「そんなの今考えたくない」

と投げやりになった。確かに学校に行かず、ちゃんとした学歴を踏んでいない

だけに、就職は全く目安が立たなかったのであった。

私自身、すでに述べたように、必ずしも統合されなければならないと思っているわけではなく、それで適応して生きられればそれでいいと思っているが、ただ将来の姿が見えないので、いずれまた荒れる時期が来るのではないかと思うので、その辺の心配があり、治療を打ち切るにはいささか早いと思っていた。母親も「治療の打ち切りは不安です」と述べていた。母親自身も姉妹二人の多重人格を抱え、どうしていいかわからないという、精神的にいつも追いつめられていた。したがって、母親を支えるだけでも意味があり、そしてまたヒロのこれからを考えていく上にも、まだまだ治療をしなければいけないと私は考えていた。

彼女たちは、やがて父親の性的虐待、暴力虐待で多重になったとして、民事訴訟を行った。父親は、当然ながら全く否定している。これは後述するマリアの症例の場合でも、同じように父親は全く否定しており、その証拠はより具体的なものを積み上げていかなければならない。

ヒロの場合も、小さいときに虐待によって足の骨にヒビが入ったという、医学的な証明が残されたものであり、以後は言葉によって事実を証明し、それによって多重人格になったということを証明しなければならなかった。彼らは虐待の事実をより細かく説明し、性的虐待の方法もより具体的に説明し、その信憑性を裁判官に訴えたのである。

私も彼女たちのために参考人尋問に呼ばれ、どうして多重が生じるのか、虐待からどうして多重になるのか、ということを素人にもわかるように説明し、特に裁判官の方々に理解していただけるように懸命に述べたものであった。

しかし、その後裁判は敗けた。すぐに上訴したが、相変わらず苦難は続いている。

おそらく、裁判官は多重と虐待の関係、多重の状態を知らなかったのではないかと思われた。多重そのもの、そしてそのメカニズムは精神科医でも知らない人が多い。「多重なんてありません」と多重の患者の主治医から怒りの電話を受けたこともあった。ではなぜ、ＤＳＭ、またＩＣＤ‐10に解離性同一性傷害（多重人格）と堂々と記されているのであろうか。

11　一二人の人格はこうして発生した

何で私は生まれたのだろうか

マリアという二一歳の女性が、私の外来にやって来た。自分で来たというよりも、夫の助言によりやって来たのである。自分は多重人格だと夫に言われ、それを治さなければいけないと要求されたという。夫は、このマリアという女性と三年前に結婚し、一年前に子供ができた。

子育てが始まる前後から、日常生活での多重人格が顕著となり、何も喋らない人格になったり、あるいはまた大暴れをし、ナイフを振り回すような女性が出てきたり、子供をおいて飛び出してしまうような人格が出たり、そうかと思うと非常に優しい女性が出たりで、夫は戸惑いあわてふためいたようである。

マリア自身はあまりそのことには気づいていないようだった。最初の面接の日には「私が何かひどいことをやったと、朝、聞かされるのですが、私はただ寝ていたような気がするのです」と解離性健忘を述べていた。

つまり、本人はあまり多重人格という意識がないまま治療に現れたと言ってよい。治療を受けなければ夫から離婚を言い渡されると告げられたからでもある。

彼女の生育暦を見てみよう。彼女はある地方都市に生まれた。両親は彼女が三、四歳の頃に離婚したという。その後、母親は再婚したが、すぐにまた離婚してしまい、その後はさまざまな男性がその家にやって来たという。母親は一人で生活をし、自営業を営んでいるという。

マリアは八歳頃まで父親から性的虐待を受け続け、その後も母親と再婚した男性に性的虐待を受け、さらにまた母親からの暴力虐待を強く受け、そのため「何で自分は生まれたんだろうか。もっと楽な生き方はないだろうか」といつも考えていたという。彼女には妹が一人いたのだが、その妹は母親に可愛がられ、全く問題はなかったという。彼女だけが母親から暴力を受けた。したがって妹ともあまり付き合わず、一人ぽつんと孤独な生活が続いたという。そのために小さい時からきわめて怯えが強く、自己表現の乏しい性格であったという。

彼女の小さい時の名前はSといい、これが本名で、後にマリアという名前に改名している。Sという名前は一一歳まで名乗っていたが、二三歳の時に市役所で正式に、マリアという名前に変えている。

ところで、マリアは中学校を出ると東京に出て、アルバイトをしてお金を貯め、そのお金でアメリカに渡った。アメリカではダンスの専門学校に入って学んでいたという。アメリカでは、日本に比べ伸び伸びと生活ができ、非常に楽しい思いをして七年の生活の後、日本に帰ってきた。そして間もなく夫となる彼に出会い、結婚をしたのである。夫の話では、結婚前から非常に社会性が乏しく、衝動的なところがあり、気分変動も激しかったが、夫自身もダンサーであり、彼女の芸術的感性が高いことを見抜き、そこで恋愛感情が生まれ結婚したのだという。

しかし、結婚後の生活は安定したものではなかった。彼女は多彩な人格を示し、そのため初めのうちはその理由がよくわからないまま苦しんだ。

彼女自身は、多重人格についてその頃はあまり知らなかったが、彼女の多重人格を一番知っているのは一緒に生活している夫であった。別の人格に代わる時は、何らかの困ったことが起こり、例えば夫との喧嘩、人とのトラブルで悩んでいた時に、ある時は意識を失って倒れ、そして起きあがった時には別の人格になっていた。あるいは、じっとしているうちに代わっていた。あるいはまた、頭痛が起こり、頭を抱え込んでいるうちに代わるのだという。

夫の一番の悩みは、子供が生まれたものの、子供を育てることができないのではないか、ということであった。「あなたは多重人格だから、それを治すべきである」と要求するために私のところにやって来たのである。

夫が観察した一二人の多彩な人格

夫は二六歳。同じダンサーで、かつプロデューサーである。

彼女は、私のところで一応、自分の日常の多重人格の現象を述べたが、記憶がはっきりしなかった。既に述べたように、朝起きてみたら、夫に昨日はこういうことがあった、ああいうことがあった、といろいろ言われて、どうしてなんだろうかと主に解離性健忘を訴えていたのである。しかし生育歴のことを聞くと、漠然と「自分は小さい時から性的虐待、暴力虐待を受けてきたように思う」ということ、母親は男性遍歴が多彩であったということ、アメリカに行ったこと、そして日本で彼と出会い結婚をしたこと、などをややうつむき加減の気の弱そうな表情で話していた。

夫によると彼女には一二人の人格があり、彼は、その全てを克明にノートに記載していた。夫の記載によれば、まずSという人格は、これはもともとの人格であり、非常に大人しく、喋れない。ミクという人格は、非常に自己主張が強く、男を憎み、とても荒っぽい危険な部分があるという。そしてユリという人格は、夫と非常に仲が良く、どちらかというと男好きで可愛い素振りをみせる、女っぽい人格だという。エリカという人格は、何か残酷なものを持っている人格で、しかも八歳前後の子供のような素振りで、やや気の強そうな表情を示すという。

マリアは既に述べたように、現在正式にこの名前で通している人格で、非常に大人しく従順で優しく、そして子供を非常に可愛いがるといった性格である。シヨウコは、お料理や掃除が好きで、また非常に我慢強い人格であり、例え人にぶたれても我慢する人格だという。ヨーコという人格は、自分の母親を恨み、呪うという、きわめて悪い子として行動している人格だという。リノという人格は、小さい子供であり、ほとんど何も喋らないでじっとしている人格である。サンドという人格は、まだ幼いけれど皆を眠らせるかのような、優しく世話をする性格。またエリという人格は、すごく頭がよく、全ての人格を見ているという。エリが交代人格のリーダーだという。ジェスという人格は、英語しか喋らず、アメリカ人で白人であるという。リーズという人格は、全てがわかっているものの、自分の形がない人格だという。

このような人格が転々と生ずるので生活にならず、夫は子供を連れて家を飛び出したのである。そして家庭を維持するために、マリアが多くの人格を一つにまとめ、落ち着きを取り戻さなければ結婚生活はできない、母親として生活できない、ということで治療を要求したのである。

私は第一回目に彼女に会った時は、大体の今までの生育歴、現在の生活の情報を聞くだけで終わった。二回目、三回目は支持的ながら分析的介入も行った。つまり、幼児期の虐待の防衛としての多重人格の出現ということを説明した。四回目に催眠療法に入ることを提案した。そして「人格を一つにまとめるべきである。あなたは多重人格と思われる。したがって、実際に多重人格であるかどうかは催眠でもわかるし、また多重人格であれば、催眠の中で一つにまとめあげることが当然大切だと思う」と伝えた。彼女は「先生がよいと思えば」と催眠療法に賛成した。この催眠は日本心理カウンセリングセンター所長の関輝夫氏に依頼し、ともに治療を行った。この頃は催眠療法しか思いつかない頃であった。

まず、幼児期の外傷体験を彼女と治療者がともに体験し、そして乗り越え、それによって幼児期の外傷体験によって生じた多重人格を一つにまとめあげていく目的を目指した。また、催眠療法をした場合でも、催眠だけではなく、催眠の前にも支持療法を行い、また終わった後もしばしば雑談をし、気持ちを落ち着かせてそのセッションを終えた。

父親の性的虐待・母親の暴力虐待を受けて

催眠に入り、八歳以下からの体験を思い出させた。さまざまな外傷体験、つまり父親から三、四歳までに性的虐待を受けた。具体的に言えば、パンツを脱がされ性器をなめられたこと、そして父親が母親と離婚した後も、父親は別の人と結婚して、ある日学校の帰りに彼女を車で山に連れて行き、ある見知らぬ家のベッドの中で同じような性的ないたずらをしたということ、そのようなことを明瞭に思い出し、そして泣き、怒った。

その後、催眠で彼女の年齢を徐々に上げていった。彼女自身、小学校、中学校ぐらいから人格がいくつかに分かれていることに気がついていたという。そして結婚してからいっそう多重人格であることに気づいたことを、催眠の中で語っていた。中学校時代は一〇人くらいの人格であり、結婚してからは一二人だったという。

また、父親の性的虐待のみならず、母親の暴力虐待も、きわめて荒々しいものであった。彼女は、髪の毛を逆さでつかまれて顔にうっ血し、血がにじんだり、紫色になるほどにぶら下げられ、気を失ったりしたことがたびたびあったという。本人は、何で自分だけが母親に暴力虐待を受け、妹は虐待を受けなかったのか全くわからなかったという。

この点について、私は催眠が終わった後で「おそらくお父さんがあなたに性的な興味を持ち、また再婚した義理のお父さんもあなたに性的興味を持つといったことで、母親は知らないうちにあなたを女としてのライバルだと考え、あなたを子供としてみることができなくなり、暴力虐待をしたのではないか」と説明すると、しばらく考え「そうなのかもしれません。しかし私は怖いだけでした」と言っていた。

彼女は実際美人であった。この暴力虐待により、中学校時代は部屋に閉じ込められ、学校に行くことができなかったという。学校の先生が来ても、母親は適当にごまかし、説明し、教師を追い返していたという。教師もおかしいと思いつつも、手が出せなかったらしい。

催眠中、暴力虐待のこと、性的虐待のことを話すと彼女は泣きじゃくった。感情は十分に発散されていたようである。同時に、虐待をした相手に対する怒りを大きな声で表現していいのだというこちらの促しで、母親、父親への憎しみを次第に大きな声で表現できるようになった。この催眠療法は、支持療法を含め三時間に及んだ。催眠を最初に受けたその日は、気持ちが楽になったと言っていたが、二、三日経ってから、かえって少し不安になったということで、与えていた抗不安薬を飲むようになっていた。

この不安状態はずっと続いていたので、電話で連絡し、緊急の五回目の心理療法のセッションをした。この時、自分の人格を一つにまとめるために、今までの自分の人格が発生した時点まで遡り、それを記載できるだろうかと聞くと、自分では書けないが言うことならできそうだということで、私が記載した。彼女はすらすらと、自分の多重人格が発生した時点までの説明をしてくれた。

まず、自分はSという人格で生まれた。Sはとても怯えが強く、自己表現が全く下手な人格であった。そして父親に性的虐待をされ、母親にも暴力虐待を受けていても、恐怖でおののくだけで抵抗できなかった。

八歳になった時、既に別れた父親に車で山小屋に連れて行かれ、父親がベッドに入って来て性的虐待をしようとした。その時Sという人格はなすすべがなくおののくばかりであった。そこに突然ミクという人格が生じ「止めて、止めてくれ、嫌だ、離せ」といったような表現をして、反抗した。父親は思いがけない抵抗にびっくりしたような顔をして、性的いたずらを止めた。

そして、それと同時にユリという人格も生じた。父親は性的虐待の面では大嫌いだが、それさえなければとても優しいので、父親に好かれたいという、ユリという人格が同時に生じたと言っている。また一〇歳の頃、エリカという人格が生じたという。このエリカは残酷な面を持っており、この人格が後に結婚した夫を苦しめることになったのであった。つまり、ミクという性格をもっと激しくしたのが、エリカという性格である。

これは父親から受けている性的虐待のみならず、次第にひどくなる母親の暴力や虐待をよりいっそう強くはねのけるために生じた、新しい人格と考えられる。

その頃、父親が持っていた聖書が家にあり、それを読んでいるうちにマリアという名前の女性に惹かれ「自分はマリアになりたい。マリアとして生きていきたい」と思ったと言う。そこでマリアと言う人格が発生したという。これは一一歳頃である。

多重人格は虐待から自分を防衛するためのメカニズムだった

母親は二番目の父親と再婚するが、すぐに別れた。彼女はこの二番目の義理の父親からも性的虐待を受けたとも言っている。またその後、母親は入れかわり立ちかわり六人ものボーイフレンドを家に連れて来るようになったが、その何人かは彼女に性的虐待を行ったという。その時現れたのがショウコという人格であり、この人格は平然と虐待を受け、我慢する性格であった。そしてまた、痛みを感じない人だと言う。

彼女は単に美人というだけでなく、私の観察では、人を無意識に誘惑する傾向がうかがわれ、演技性人格の典型と考えられた。この人格がユリであった。やがて彼女は自分を悪魔のようにみなし、母親の死を祈ったと言う。しかしそのことに罪悪感を感じたと言う。その時に生じたのがヨーコという人格で、この人格はずっと夫にも、そしてできるだけ自分にも隠していたと言う。またリノという人格は、母親に閉じ込められていてもじっと耐えられる人であり、ただ待つだけの人格であったと言う。サンドという人格も、この頃に生じ、妖精のようにみんなを眠らせてくれる人格のようだ、と彼女は語っていた。虐待に苦しむ彼女を、心から慰める人格である。

一五歳の頃には一〇人の人格が生じていた。当時、学校にも行かせてもらえず、ずっと暗い部屋に閉じ込められていたというが、その時にエリという人格が現れて、全ての人格をコントロールし、まとめてくれて、自分をある程度落ち着かせてくれたという。

中学校を卒業した頃、彼女は母親のもとを去り、アルバイトでお金を貯め、やがてアメリカに渡り、ダンスの専門学校に入学した。その頃、キリスト教にますます興味を抱き、聖書に出てくるマリアという名前にいっそう惹かれ、マリアという人格が主な人格となっていったという。しかし、ここでもアメリカ人のボーイフレンドから性的虐待を受けそうになり、この時自分を助けてくれたのが、英語をきわめて流暢に喋り、警官を呼んでくれたジェスという人格であった。このジェスは英語しか喋れない、白人女性だという。彼女にはさらにもう一つの人格があり、これをリーズと名づけている。彼女は形はないけれどみんなを見ている、声だけは聞いたことがあるような気がする、と述べていた。

彼女は、今までの多重人格のそれぞれの発生を年代的に語ることができた。この時点で、彼女は自分がかなりまとまってきたと思うと語った。そして「大体、マリアという人格で、自分は代わらないでいられるような気がする」と述べている。また、本当の名前であるSという人格とマリアという人格はきわめてよく似ており、あまり差は感じないとも語っている。

こうして彼女は、催眠によって幼児期の性的虐待、暴力虐待を次々に具体的に思い出し、感情を吐き出し、それによって自分の幼児期からの生活史をまとめたのだった。彼女にとって、多重人格のそれぞれが虐待ごとに現れる、いわば助け船のような人格であった。つまりこのような人格というのは、性的虐待と暴力虐待を受ける自分を防衛するための、一つの防衛メカニズムと考えてもいいものであった。このような考えは多重人格の通常の解釈の仕方でもある。

かくてさまざまな人格を一つにまとめ、ようやく一つの人格として落ち着きつつあるが、このマリアという人格で十分まとまることができるかは疑問であった。日常生活を送るにはマリアは不安定であり、気が弱く、また気まぐれであり、時間感覚に疎く、社会人としては多少不適格な人格である。これは今までの育ち方を考えれば仕方のない人格であり、これから徐々に社会性を十分身につけた人格に成長していかなければならないものだと考えられた。

また彼女は昔から天才的ともいえるユリという演技性人格があり、この人格では多くの男性と知り合い、生活は不安定になる。この点の改善も人格の安定には必要であり、そうでなければ家庭の主婦たり得ないであろう。それにはリーダーのエリの力が重要である。

一二重人格という多重人格は、おそらく日本ではきわめて稀な症例であろう。また本症例はアメリカで言われている多重人格の原因、つまり幼児暴力虐待、性

	S：本来の名前	
3～4歳		
父親との別れ	*S	死にたがる。喋れない。
8歳		
父親に車で山へ連れて行かれる	*ミク	自己主張が強く、男を憎む。非常に荒っぽい性格。
	*ユリ	父親に好かれたい人格。男好きで、楽しい性格。
	*エリカ	8歳の子 遊んでもらうのが好きだが、残酷なものを持っている。
11歳		
中学	*マリア	現在の自分。聖書を読んで、その名前に惹かれる。
母親の BF から性的虐待を受ける	*ショウコ	平然と虐待を受け、痛みを感じない、我慢する人格。
	*ヨーコ	母親を恨み、呪う人格。隠していた人格。
母親の虐待　閉じ込められる	*リノ	小さい子。何も喋らず、じっと耐える。
	*サンド	妖精のように、みんなを眠らせてくれる。
15歳		
学校に行かせてもらえない	*エリ	混乱しているところをコントロールしてくれる。すごく頭のいい、リーダー的存在。
	*リーズ	全てをわかっているが、形がない人格。
アメリカへ	*ジェス	英語を話す白人の女性。レイプされかけた時、助けてくれた人格。

図1　マリアの12人格と生育歴

的虐待によるものと同じ原因と考えられる。多重人格はそれらの虐待を防衛するために患者が呼び、助けてくれる幼児的魔術的行為のように思えた。それはおそらく自己催眠とほぼ同じことであろう。

多重人格は突然出現するのでなく、幼児期から出現し、発展することもわかった。しかも幼児期から発生するほど人格の統合は困難なのである。

その上マリアは統合を嫌っている。ユリも嫌っている。しかし、頭のいいエリは統合を望み、なお意見のまとまりはない。

その後、交代人格ユリは男性の要求を極度に断れない人格であることがわかった。男性を拒否すると虐待した父親のように男性は暴力を振るうと考えていた。そのため、セックスに至ると何も感じないショウコに代わるか、暴力的にその男性を蹴散らすミクが出るのである。この交代人格の動きはワンパターンで、父親の性的虐待とそれを避けるというドラマを繰り返すものであった（図1参照）。

二回目の面接（父親の性的虐待を訴える）

Dr.：今、治ったからどうかということよりも、二回目の時には人格変化はないかもしれないけれど。仮に人格変化が起こったとしてもこうだ、というのがなかったら、向こうに「多重人格だからどうだ、こうだ」と言われてしまったら、こっちが反駁できないじゃない。仮に多重だとしても、実はこうでしたということで。だからさ、僕が軽い催眠をかけるからさ、ちょっと怖がらないで。シヨウコを出してちょうだい、シヨウコちゃんを。シヨウコは頭の奥から、段々出てくるよ。話をしよう、出ておいで、シヨウコちゃん、おいで。話ができるようになるまで待ってるよ、ここで。シヨウコ？シヨウコなの？　怖いのか？

シヨウコ：怖くないです。

Dr.：あなた、マリアのお父さんにレイプされた時のこと、ちょっと知ってる？

ショウコ：二〇日のことですよね。

Dr.：うん。二〇日のこと。あなた、ショウコになったの？

ショウコ：ショウコです。

Dr.：ショウコが突然、つまりマリアからショウコになったのね。お父さんが襲ってきた時、その瞬間になったの？

ショウコ：私が気づいた時は、ベッドでお父さんの上にいました。

Dr.：ああ、そうか。その時にショウコになったの？

ショウコ：そうです。

Dr.：それまでがマリアなんだな。で、ショウコの性格というのはすごく我慢強いわけだよな。どんなことも我慢するという性格だよね。そう聞いているけれども、そうなの？

ショウコ：なんか…。

Dr.：そんな感じで我慢してたの？　体を硬直させていたの？

ショウコ：じっとしていれば終わることだから。

Ｄｒ．：もう、それしかないと思った？　逃げようがないし。もうショウコとして甘んじて受けて、終わればいいんだと。助かるんだと。で、そしてショウコからまたマリアに戻ったのは、どのくらいの時？

ショウコ：私はお父さんが、あの、行為の後に寝てしまったんですね。私は、その後は、わからないんです

Ｄｒ．：あなたも寝てしまったの？

ショウコ：いや、椅子に座っていましたけれど。

Ｄｒ．：ということは、やっぱりショックだったの？

ショウコ：えっと、あの寝て……朝六時ぐらいかな。明け方仕事に行くから起こして欲しいって言われて。私は椅子に座ってじっと時間がくるのを待っていました。

Ｄｒ．：それは、あなたなの？　ショウコなの？

ショウコ：はい。

Ｄｒ．：ショウコなの。ずっとショウコでいたのね。で、それから二回目の、

この君のところにお父さんが行った時は、誰が？　それはやはりマリアだったの？　ずっとお父さんの相手をして、対話していたのは。

ショウコ：それは二七日のことですよね。あ、私は知らないです。

Dr.：マリアではない？　わからない？

ショウコ：いや、私はわからない。その二七日のことは、あの、文章（告訴状のこと）を読んだだけだから。

Dr.：じゃあ、ショウコがレイプされたんじゃないんだな。リーダーのエリは知っているのかな？

ショウコ：それはわからないですけれど。

Dr.：ふーん。じゃあああの、エリをちょっと出してみて。はい、エリになってみよう。エリさん出ておいで、頭から出ておいで、話をしよう、教えてちょうだい。怖くないよ。事実を教えることなんだよ。エリさん出ておいで、エリ、エリになった？　エリ？　エリかな？　マリア？

エリ：お久しぶりです。

Dr.：お久しぶりって（笑）。そうか、エリは二回目の、そのマリアがレイプされた時は、マリアがレイプされたの？　それとも誰がレイプされたの？

エリ：二回目って？

Dr.：一回目の二〇日の時から、二七日のあの時は、あれはショウコが？

エリ：ああ、あの事件になっているあれですよね。私じゃないですよ、マリアです。エリがレイプされたんじゃなくて。

Dr.：あなたエリ？

エリ：はい。

Dr.：そうか。じゃあ、マリアがレイプされたと思う？　あなたから見ていて。

エリ：二七日ですか？　二七日に抵抗していた人ですか？　それはマリア。

Dr.：そして、性的な関係になった時もマリア？

エリ：行為をしたときもマリア。

Dr.：終わった時もマリア？
エリ：終わった時もマリア。
Dr.：ふーん。君はでも、頭の中から見ていてどう思った？　君もショックを受けた？
エリ：いや、弁護士さんのところに行って、話したりしたのは私だから。
Dr.：ああ、エリだったの。エリが弁護士さんのところに行ったの。
エリ：お話はしましたよ。先生とかと。
Dr.：マリアはそういう話は苦手なんだ。
エリ：マリアも話してましたけれど、私も話しました。
Dr.：少しずつ、こう代わりながら？
エリ：そうですね。電話かけたり。私、先生と電話したことありますよ。
Dr.：なんだったっけ？
エリ：いや、あるんですよ。あります、電話したこと。
Dr.：俺が電話したんじゃないの？

エリ：いや、私がかけたことあります。

Dr.：うん、まあいいや。市川の事務所の頃かな。

エリ：そうです。

Dr.：なんでなんだろう。子供のことで困ったのかな？　俺も困っちゃったけど、あれは。俺は、本当は知っていたけれど（子供が夫に奪われたこと）。

エリ：いや、知っていると思っていましたよ。

Dr.：（笑）でも問題がこじれちゃうと大変だと思ってさ。まあ、そのへんはいいにしてくれよ。で、なんでエリが弁護士さんのところに行くのかと、なぜマリアはいけないのか？　マリアも行ったと言うんだけれど。だから、エリも見ていたわけでしょう、頭からずっと、マリアがレイプされるところを。

エリ：マリアは、なんかあのう、感情がいろいろ入りすぎるのでしょう。

Dr.：ああ。

エリ：で、一人で空回りするから、きちんと話してあげないと。

Dr.：あ、そうかそうか。そのレイプされた時のことを、全て始めから終わりまで、エリは見ているんだね。

エリ：いや、見ていたというか、見ていた感覚になるのかなあ。

Dr.：知っていた？

エリ：知ってましたね、なぜか。

Dr.：その時、マリアについてどう思った？　マリアは仕方がないのかなと思ったのか、可哀想だなと思ったのか、愚かだなと思ったのか。

エリ：どれでもないかな。

Dr.：ふーん、もう事実だから仕方がない？

エリ：うん、マリアがやろうとしていることとか、どうしたらいいかということは、わかるけど。私の考えは、もうとっくに父親を切り捨てておけばよかったのにって。

Dr.：うん、うん。エリが考えていることか。じゃあ、マリアはちょっと人情に厚すぎるってこと？

エリ：うん。

Dr.：それで、弁護士のところに行ってから、エリはどうしているの？　エリはただ頭の中で休んでいるだけなの？　見ているだけなの？　それとも、時々やっぱりマリアの代わりになるの？

エリ：弁護士さんのところで、ですか？　ああ、話しますよ、私が。

Dr.：弁護士さんのところに行った時はあなたじゃないとまずいのか。

エリ：いや、私じゃない時に、マリアも電話したりしていると思うけど。

Dr.：じゃあ、あなたの方が論理的なのか。

エリ：どうでしょうね。

Dr.：(笑)でも、弁護士とかと話す時は、大事な時は自分の方が出なくては、というのは、自分の方が筋道立ててちゃんと喋れる、ということに自信を持っているんでしょう？

エリ：マリアよりは話せると思います。

Dr.：マリアだと、また涙を流したりしておろおろするから？
エリ：そうですね、そうでしょう。今どうなっているんですか？
Dr.：どうなっているって？
エリ：その、マリアとか？
Dr.：え、マリアのこと、知らないの？
エリ：いえ、いえ。これ、いつの紙ですか？
Dr.：これ最初に来た時だよ。催眠かけた時じゃない？　催眠の先生にかけてもらって。
エリ：うわ、すごい。
Dr.：これ全部自分。いろいろバァーって出てきたから、書き溜めておいたの。どうせこんなにいっぱい出てきたら、忘れるに違いないと思ったから。
エリ：ああー。
Dr.：「ユリ。主人と仲が良く、男の人が好き」だって。ここまで言うかなあ。

エリ：それ私、言いたいんですけど、男の人が好きっていうのとは違うと思うんですよね。

Dr.：「相手の男が好き」なのか？　でも「かわいこぶりっこ」って言って。

エリ：それは殴られないように、でしょう。合わせられる、ってことでしょう。

Dr.：それは、ご主人との関係で出てくるわけでしょう。

エリ：そうですね。

Dr.：だから、これが出てくるとご主人は安心していたんだよ。

エリ：ご主人って言うと？

Dr.：元夫。安心してたんだよ。あなた、エリは利き手はどっち？

エリ：右ですよ。

Dr.：マリアは？

エリ：マリアはこっちじゃないですか？

Dr.：左利きだろう。

エリ：元夫、懐かしい名前。
Dr.：今日はずいぶん余裕あるね。
エリ：いや、もう離れているから、電話がかかってきて話しましたよ、私。
Dr.：ああ、そうなの。
エリ：え、（元夫が）エリいる？って。
Dr.：（電話を）マリアがとって、エリになったの？
エリ：いや、よく呼び出されましたよ、電話で、私が。
Dr.：なんか用事あるの？
エリ：マリアの状態はどうかとか、お金を送ったんだけど、あの子は銀行にいけるのか、とか。
Dr.：ふーん、経済的に援助してもらっているの？
エリ：しばらくの間は。今はもうないですけれど。
Dr.：こんなもので、終わったんでございまして……。
エリ：なんか話すことありますか？　私が、何か？

Ｄｒ．：だから、あなたが裁判の時にエリになって、実はこうだったって。マリアはこうだけれど、私はこうだったって喋ることが必要になったら出て欲しいと。僕は、あまりそういうことを言い出さなくてすむようにもっていきたいと思う。

エリ：法廷で、ですか？

Ｄｒ．：法廷で、だよ。法廷で「多重人格ですね」と言ったら、これを認めなくてはならないでしょう。違います、と言うわけにはいかないでしょう。

エリ：うん。

Ｄｒ．：多重人格はそうだけれど、今私が調べて、残っている人格はこれとこれで、リーダーのエリに聞いたらこういうことを言ったと。二〇日のことはショウコに代わっていたと。それから一週間後の自分の家でのレイプの時には、ずっとマリアであった、と。

エリ：そうですね。連絡取り合って、お父さんと娘の関係でありたいと、一生懸命ずっと努力していたのはマリアだから。二七日も、マリアが勝手に動いて勝手に傷ついたというか。まあ、冷たく言えばそうなんだけど。

Dr.：だから、そのことをうまく説明すれば、そのことをちゃんと正直に言えば、多重といえどもこの場合はレイプである、と。なにもお父さんを誘惑したのではない、そんな人格はいない、と。今だったら言えるでしょ。

エリ：いや、法廷の時にね、マリアが法廷の真ん中で証言してたね、もう泣いて鼻水垂らしてね、私、話したかったんですよ、すごい。でもマリアが質問されているわけだから、見ていましたよ。

Dr.：うん。なんかだらしないな。もちょっとちゃんと言えよな、って感じかな。

エリ：そうですね。

Dr.：やっぱり、ショウコと、エリというあなたと、それからミクしかいないのかな、今は？

エリ：ああー。

Dr.：他の人格を見てさ、ミクはいるんだな？

エリ：そうですね。はい。

Dr.：ユリはいる？

エリ：ミクとショウコさんは、確かにいると声は聞きましたけれど。ユリは声は聞いていないですけれど、洋服を買っているのを見ました。行動しているのを見ましたよ。見たというか、なんか動いている。だから。

Dr.：誰がいるんだよ？　ミクだろ。ユリもいる可能性があるな。それからエリか。S？

エリ：私、この子（S）が起きると死にたがるから、誰にも言い出させないようにしているのだけれど。この子もいましたね。

Dr.：で、ユリはお父さんに好かれたい、といって、ユリがレイプされているのではないのか？

エリ：今回の事件のことですか？　ユリは出てきていないです。

Dr.：出てきていない。で、エリカとか、マリア、マリアはいいや。ショウコ、ヨーコ……。

エリ：ああ、もう出てないですね。

Dr.：リノ、サンド、ジェス……。

エリ：ああ、見てないですね。

Dr.：出てない。じゃあ大体、エリとショウコとユリとミクと、それからいるかもしれないSか？

エリ：ええ。

Dr.：じゃあ、最後にユリだ。さあ、ユリ出てきてごらん。ユリ、少しお話ししたいんだけれど出ておいで、ユリ出ておいで、怖くないから出ておいで。ユリかな？　こんにちは。

ユリ：こんにちは。

Dr.：なんだ、怯えているよ。

ユリ：怖くない。

Dr.：怖くない？　ユリは、もう直接ずばり聞くけれど、二〇日の日にお父さんがレイプした時は、あなたは外に出てないの？

ユリ：二〇日？

Dr.：お父さんにレイプされたこと知ってる？

ユリ：あたし？

Dr.：いや、二年前、君らのうち誰かが、レイプされているわけだよ。あなたは知ってる？

ユリ：私はお父さんにされたこと、ない。

Dr.：ああ、そう。会ってない？

ユリ：会ってない。

Dr.：ああ、そう。その二〇日の一週間後にお父さんがまた来て、あなたをレイプしたのだけれど。一昨年かな。それも知らない？

ユリ：知らない。

Dr.：知らないの？

ユリ：されてない。

Dr.：ああ、されてないの。そうか。どうだい、最近は。何をしているの？（聞き取れず）と遊んで？　いいですね、優雅なものだなあ。楽しい？

ユリ：（聞き取れず）

Dr.：たまに出るの、君？

ユリ：うん、友達から電話がかかってくるから。

Dr.：ああ、男性の時は君が出やすいのか？　ユリ。

ユリ：うーん、男の友達が多い。

Dr.：ああ、ユリは。でもお父さんは知らない？

ユリ：子供の時はお父さんに脱ぎなさい、って言われたけど、今はされてない。

Dr.：お父さんは君のこと知っているの？　ユリって？

ユリ：会ったことある。
Dr.：会ったことある？　お父さんはユリという人格を知っているの？
ユリ：ユリって呼ばれない。
Dr.：マリアって呼ぶ？
ユリ：マリアって呼ばない。
Dr.：Sって呼ぶ？
ユリ：ううん、あの、お母さんの名前で呼ぶ。
Dr.：え？　なんじゃそれは？　じゃあ、君は今も時々出て、男性の場合には君が出やすいんだな（笑）。男性と遊ぶ時は、君が出やすいんだと。
ユリ：電話がかかってくるから、しょうがないの。
Dr.：（笑）今、ボーイフレンドは何人いるの？
ユリ：電話がかかってきたりするから、しょうがないじゃない。
Dr.：いや、しょうがないって、別に悪いって言っているわけじゃないから。
ユリ：だって、誰も喋りたがらないから、ユリが喋って……。

Dr.：喋りたがらない？　で、ボーイフレンドは何人いるの？　ちょっと考えて。

ユリ：わかんない。

Dr.：複数？（笑）

ユリ：でもユリが電話に出ないと、誰も出ないから。

Dr.：今、一緒に住んでいる男性がいるよね。彼と一番近いんだ。

ユリ：あ、その人とあんまり、ユリ喋ったことない。

Dr.：誰が喋るの？　マリア？

ユリ：マリア。

Dr.：そうか。じゃあOK。マリアに戻って。嫌だ？　嫌だって言ってたりして。たまには出るとおもしろい？　楽しい？

ユリ：うん。

Dr.：そうか。みんなで出たがるんだよね。

（電話のベルの音で中断）

マリア：私ね、全くもう自分が寝ているか気を失っている状態でわからない時と、何か別の人がやっていることがどこかで見えている時があるんですよ。それって、どういうことですか？　それは良くなってきているのかな、とか。

Dr.：それはね、交代人格があるっていうことは、交代人格はある程度見ているよ、頭の中から。自分がやってなくても、マリアがやっていることを。一、二、三、四つ、五つか。Sはもう危ない人格だから、死にたがる人だから出さないって言っていましたから、エリが。だから、一、二、三、四、五だよ。

マリア：じゃあ、数で言えば、半分以下ということですよね。

Dr.：もう、全然半分以下じゃない。一二もあったんだから。一二あったものの（人格）が五つになったのだから。もっと経てば、もっとなくなる。それに、あまり顔が変わらないんだよ、いろいろな人格になっても。声もあまり変わらないの。だから「私、マリアです」ってエリが言っても、俺はわからないや。それくらいこう、人格が似てきているの。
マリア：昔、元夫は、電話で「もしもし」と言った時に誰が出たか、一二人、すぐわかったって。
Dr.：わかりましたよ、俺も知っているよ。声が違うもの。「私ミク。あのね、とっても辛いんだけど、どうしてなのー」（声色を変えて）なんて言っていたよ。そんな声じゃないよ、今は。
マリア：私、自分自身も何か変わっている気がします。
Dr.：それは変わったよ。君は「すごく人の影響を受けやすい」と今日言ったけれど、その状況にものすごく影響を受けて、自分も変わるんだよ。君の今の様子は、どういう人かというと、なんか都会に住むよりも、田舎に生まれた人かな、って思ってしまうんだよ。昔はさ、なんかそうじゃなかったんだな。「私は私よ」という感じで、いわゆる六本木という感じの顔だったよ。変わったよ。素朴な田舎娘、という感じで。
マリア：どうして変わるんでしょうね、こんなに。この間、元夫に会った時、裁判所でロールシャッハ・テストをさせられたんですよ、彼も私も。その時に結果を、というかどちらが正常か、ということを比べられたのだけれど。もちろん彼は正常みたいな感じで、私は何か、自我があまりないと言われたんですよ。普通は大人になると、自我がちゃんとカチカチとでき上がるけれど、私は、赤ちゃんの脳って柔らかくていろいろな形になるみたいな、お豆腐みたいです、って言われたんですよ。

Dr.：それはそうですよ。

マリア：傷ついた。

Dr.：傷つくと言っても、事実はしょうがないじゃない。いろいろな人格が出るということは、自分が一貫していないんだよ。

マリア：私、どうすれば一貫するのですか？

Dr.：一貫するというのは、これは人格がみんな統合した時に一貫するよ。

マリア：自分自身が変わってきている気がする、というのは、それは他のいなくなった人格も影響しているのかな？

Dr.：それはあるよ。

マリア：それで、私もちょっと変わるのかなって……。

Dr.：変わる。全体が入っちゃうと、中に入った人格がその人に影響を与えるから。だからちょっとずつ変わっていくんだよ。その代わりに、断裂している部分が少なくなってくる。だから、散りぢりだった人格が、段々紡ぐようにつながってくるんだよ。あなたはまだ五人いるから、まだちょっとだけれど、でもみんな似て（きて）いるから。

マリア：治りたいって思い続けるのは、いいことですよね？

Dr.：もちろん、いいことですよ。

マリア：本当に？　町沢先生も、治るのを願っている？

Dr.：願っていますよ、精神科医だし。それは願っていますよ。

マリア：私、これのおかげで仕事もダメになったし、子供もでしょう……。

Dr.：でも、逃げちゃ治らないじゃないか。逃げたんじゃ。

マリア：ああ、そうか。

Dr.：正面からぶつかって、本当に自分の人格がどれだけあって、その人格はどういうことを考え、そしてトラウマをみんなで共有する。そしてリーダーがうまく動いて、頭の中の交代人格をまとめてくれる。そして主人格がどんどん強くなってくる、何でも表現できてしっかりする。こういうことで、段々少なくなってくるんだよ。

マリア：そうか。

Dr.：本当に、進歩したじゃない。大体これで、裁判も間に合うと思うから。

マリア：そうですか。

（中断）

Dr.：そうです。だから、（レイプではなく）そういう（父親に好かれたい）人格が出たんじゃないか、と向こうには言うわけじゃない。一番しそうな人格はユリなんだよ。でも、ユリを出して聞いたら、ユリは「知らない、お父さんには会っていない」と言うんだよ。だからこれでユリではないとなると、レイプされたのはマリアと、それからマリア＋

ショウコだよ。そうなると、この二人は、わざわざお父さんを招き入れるような人格ではないわけだよ。さあレイプして、という人格ではないから、否定できるじゃない。

マリア　：うん。

面接記録　一二人の人格を統合の方向へ

面接3〈マリア・エリ・ユリ〉

Dr.　：この前アルコールを飲んで警察とトラブルを起こしたことは、マリアは全然知らないんでしょ？

マリア　：知らない。あのKの部屋で、気分よく好きな映画を観ながら飲んでいて、その後気づいたら警察にいて……。

Dr.　：ということは、その時はもうミクからマリアに戻っていた、ということでしょう。

マリア　：警察で先生に電話した時は、もう縛られて車に乗せられて衛生局に連れて行かれるというか、護送されて。
Dr.：それはマリアでしょう。
マリア：そうそう、それもびっくりして泣きじゃくって電話したの。
Dr.：で、実際はミクだと思ったの？　それともミクだと彼が言ったの？
マリア：今日はミクが出てた、名前言ってたって。
Dr.：へぇ、やっぱりミクは怖いなあ。
マリア：すごい分厚い強化ガラスみたいのが割れてた。自分の血だらけだったし。
Dr.：じゃ、エリ出してくれる？
マリア：……今日は、エリいた。
（沈黙）
マリア：先生怖い、ドキドキする。
Dr.：何が怖いの？
マリア：怖いよ。

Dr.：だって、エリを出すのがなぜ怖いの？

マリア：え、何が起こっているんだろうと思って。

Dr.：自分でコントロールできないからね。エリが全体をコントロールする人間だから、交代人格を。エリを出すのが怖いわけじゃない。エリ？　エリはこの前のお酒で暴れたことについてどう思う？　知ってる？　見てた？

エリ：話しましたよ。

Dr.：ミクは？

エリ：その後に。

Dr.：エリが？

エリ：その後、ここに来たじゃないですか。

Dr.：知ってるよ、それは。そうなの？　でももう一回聞くわけだけど、エリは知ってたの？　全部その時に起こったことを。

エリ：みんなが見て。

Dr.：その、いろいろ荒れた時のことをさ。警察に行って、精神病院にいったわけでしょう？　エリは知ってたの？

エリ：知ってました、見てました。

Dr.：それを見てて、どう思った？　あ、これはミクだ、と思ったの？

エリ：ミクでした。

Dr.：でも、見てても君はコントロールできなかったの？

エリ：ミクはできなかった。ミクとは話してないですけど、ユリとリノとシヨウコさんとは話しましたよ。

Dr.：ふーん、それはその時？　その混乱していた時？　じゃあ、点々と出てきたんだ。

エリ：リノが何かあの……。ミクはどうしようもなかった。

Dr.：じゃあ、ミクだけがどうしようもできないんだ、君でも。

エリ：いや、話せる時もあるけれど、その時はどうしようもなかった。お酒が。飲んでいたのはマリアですけど……。

Dr.：ミクの方にもアルコールがいっちゃったんだ。

エリ：多分。

Dr.：じゃあ、ミク以外は大体コントロールできるわけだ。

エリ：ミクが……。カサがありますよね、男の子の部屋に。それでミクが嫌がっているから……。マリアはいたがっているから。

Dr.：君はこれからどうすればいいと思っている？　どういう形で、つまりいろいろな多重の人格があるわけなんだけど、それを治そうとする意志があるわけだよな？　はっきりしない？

エリ：治すっていうのは？

Dr.：まあ、段々みんなの意見を聞いていけば……。

エリ：統合するってこと？

Dr.：統合ということではなく、どんどん減っていくだろうと思ってる。

エリ：この間ここに来た時も言いましたけれど、今日昼間ユリと話して、ユリをまず説得というか……。

Dr.：そうそう。で、今日の目的はそのユリの恐怖というか、ユリは自分が消されるのではないかと思っているわけだよ。知っているでしょう？そんなことするわけではないんだけれど、ユリは怯えているんだよね。

エリ：ミクが最終的にはトラブルを起こすのだけど、原因はユリだから。

Dr.：そうそう、ユリが出て、その後ろにミクがいるようなものなんでしょう。ユリと我慢強く話をしないといけないよな。ミクはちょっと、強いでしょう。今出しても、強いでしょう。こんなんじゃ危ないでしょう。でも、しょっちゅう、そんな風にして怒っている、破壊的なわけじゃないんでしょう？

エリ：ミクですか？

Dr.：うん。

エリ：あの男性の近くにいるとそうですね。

Dr.：ちょっと、ユリと話してみよう。

エリ：ユリですか……。

（沈黙）

Dr.：ユリ、ユリ？ 怖い？ あのさ、今、エリなんかと話していてね、ユリが結局いろんな男の人とかを引っ張ってくると、その後ろのミクがいて、それでトラブルが起こる、と言うんだよ。だから、みんなで話して、エリとも話したんだけれども、ユリに話して、あんまり男を連れてこないようにしないかって話をしようっていうことなんだけど。それは難しい？

ユリ：電話が来て、断るのが怖いの。

Dr.：断ると、もう来なくなるから？

ユリ：怒られるから。

Dr.：うん。でも君の後ろにミクがいることは、君知ってるの？

ユリ：ミクは助けてくれる。

Dr.：ミクは助けてくれる（笑）。そうかもしれないけれど、荒れてばかりいたら怖いじゃないか。でもユリは、どうしても人に頼りたいんだね。

男の人がもういないということは、耐えられないんだ。

ユリ：男の人……。

Dr.：うん、誘われたら断れないんでしょう？　断ったら怒られるから嫌なんでしょう？　そんな風にして全部引き受けていたら、どうなる？　断らないで。

ユリ：彼氏がいっぱいできる。

Dr.：彼氏がいっぱいいて、その中にいたんだ。たくさんいるなあ、というのが喜びになるの？　嬉しい？

ユリ：それは……。

Dr.：だから要は、断って怒られるのが怖いから断らないと言うと、たくさんの男の人ができるわけでしょう？

ユリ：つきあって、って言われるから。

Dr.：なぜ、嫌だって言わないの？　嫌だっていうと叱られるから？

ユリ：怖いから。何か……男の人は急に怖くなるでしょ。お父さんとか。

Dr.：それは、お父さんはそうだったけど、皆もそうだったの？　怖いのにいっぱいいるわけ、矛盾しているじゃない。

ユリ：彼氏が機嫌良くなることをしてるだけ。

Dr.：一人じゃ駄目なの？　一人だと、自分に孤独な時間があるのが耐えられないのか？

ユリ：一人でいる時は、誘われたりとか……。

Dr.：ふーん、そうなると矛盾するよね。君の周りにたくさんの男がいれば、その後ろにミクがいるから、ミクがイライラして爆発するかもしれないじゃない。だから、男がいつもいるということは、危ないことじゃないの？　そもそも、そんな好きでもない男にたくさん囲まれていて、嬉しい？　嬉しくないんでしょう？　君は何で正直に言えないのかなあ？　嫌だったら嫌だって言わないと、おかしいんじゃないか？

ユリ：マリアがね、結婚式したでしょう。で、結婚しようって○○さんが言って、ユリがじゃあ結婚しましょうって……。

Dr.：じゃあ、マリアとユリが納得したんだな。

ユリ：マリアは結婚式の時に、どうしようって……。

Dr.：マリアは、じゃあ意見ははっきりしないのか。

ユリ：ユリは何でもハイって言っちゃう……。

Dr.：それはまずいな。それはごちゃごちゃ。男の人はいっぱいいるけれど、結局それで幸福なのかなあ、と思っちゃう。幸福じゃないもんな。自分の好きな男性が一人っていうか、通常は一人でしょ？「好きな人は？」って言ったら、通常一人でしょ、挙げるの。

ユリ：断って怖くないんだったら……。

Dr.：怖いってどういうこと？　言葉で？　じゃあ、そういう人を避けて、そんなに男の人をたくさん求めなくてもいいじゃない。たくさんいたら、かち合って男同士が喧嘩することだってあるし。怖いでしょ、それ。

ユリ：でも……。

Dr.：それで、いろんな男の人が一緒に集まっちゃたりしたら怖いでしょ。それを止めるには、本当に好きな人だけにOKって言って、他の男はそんなに好きじゃなかったら断るべきだろうし。君は全部の男の人が好きじゃないんだとしたら。

ユリ：好きじゃない。

Dr.：でもさ、君は好きじゃないって言うわりには男をいっぱい集めていて、それはまあ、怖いからって言うんだけど。よそから見てると、それは好きだからたくさん集めているみたいじゃないか。

ユリ：男の人が「つきあって」って言うから「うん」って言っちゃうだけ。

Dr.：それはおかしいと思わない？　みんなに「うん」って言っちゃうって。

ユリ：断っても怖くない？

Dr.：怖くないさ。始めにうまく言葉遣いをすればいいわけでしょ。例えばあなたがもう結婚しているんだとしたら「主人がいるからごめんなさい」とか。「私結婚しているんですよ」と言ってもいいわけでしょう。

それでもう、その人は怒らないでしょ。何でそういう言い方をしないの？

ユリ：言い方、教えて。

Dr.：(笑) 言い方、教えてって「結婚しているんですよ」って、そう言えばいいだけじゃない。

ユリ：でも、結婚式したけれど、結婚してない。

Dr.：籍は入っていないってことでしょう。何で結婚しないの？

ユリ：ユリが「結婚いいよ」って言っちゃったから結婚式したけど、マリアはまだ結婚していいかどうかわからない。

Dr.：そんな風にして、多重であるとすごく不便でしょ？　マリアとあなたと違っていて。みんなで話し合って他の多重人格の意見を聞いて、あまり矛盾がないようにしないといけないよね。本当に結婚したと言うためには、マリアが言わなきゃいけないでしょ。今の人とは、ユリが結婚しようって言われて「はい」って言って……。

ユリ：うん、「うん」って言っちゃった。

Dr.：「うん」って言っちゃったで、どうするんだよ、マリアとは。マリアと喧嘩になるじゃない。

ユリ：マリアは結婚式の時に苦しんだ。ショウコさんがそう言った。

Dr.：結婚式場で我慢するって言っても、それって矛盾した結婚だよ。みんなが一致してるんじゃないと、変じゃないか。みんな一致すると言っても難しいかもしれないけれどね。ミクは男は全部嫌いだから。

ユリ：いつも助けてくれる……。

Dr.：助けてくれるか。ユリだって好きでもないのに「結婚します」って言っちゃうんじゃなあ。そんなこと、簡単に言っていいのかな。

ユリ：いつもお父さんに、嫌いって言っちゃいけなかったから。男の人に嫌いって……。

Dr.：でもそれだと、お父さんによってあなたはすごく傷ついてきたんじゃない。それをまた起こしちゃうよ、そんなにいいです、いいですってやってたら。とうとう結婚までできちゃったじゃない。それってまずくない？　マリアと喧嘩にならない？　マリアが嫌だって言ったら、ミクだって嫌でしょう。それで、ユリは何でも軽く「はい、はい」って言ってしまうから、すごく困っちゃうの。もうちょっとエリと話し合って決めていくってことをすべきじゃないか？

ユリ：ユリが悪いの。

Dr.：ユリが悪いんだ。どういうわけで？

ユリ：彼氏をいっぱい作るから。

Dr.：好きでもないのにノーと言えないで、彼氏がたくさんいて、それが楽しくないのは変じゃないか。楽しいことをやるべきじゃないの。楽しくもないことを、はい、はいって、男がたくさんいることの、それのどこが楽しいの。それを何とか止められないのか、ユリ自身。難しいの？　怖くないよ、断ったって。断らない方が怖いよ。断らないと、みんな集まって危ないじゃない。本当に好きな人なら、それでいいけどさ。たくさん集まってくると、本当にいろいろなことが危なくなっちゃう。今だって結局、結婚しようとしている人と、関係なく知り合った人と、どこかで激突だよ。そんな、抑えられない。なんか、まるで娼婦みたいじゃない。娼婦みたいと言われたら、嫌じゃない？　ユリのこの癖は、治らないのかな。

エリ：いや、ユリじゃなくてもいい？

Dr.：(笑) 急にエリに代わるんだから。

エリ：わかった。多分ミクは、男性がいる度に暴れているでしょう。ユリもそうだと思うんだけど、お父さんとした場面を繰り返そうとしている気がする。

Dr.：ユリが？

エリ：ユリが。父親にイエスと言って、父親に可愛がられた。イエスと言えば可愛がられた、殴られなかった。それを繰り返そうとしている。

Dr.：で、ミクが騒いでいる、ということでしょう。それは二人で昔の……。

エリ：かと言って、それで満たされるわけではないのに、だから満たされないから、それを繰り返そうとしている。
Dr.：満たされない？
エリ：父親にイエスと言って、殴られないで、いい子だねって。でもその次にやっていることで傷つけられること、犯されること。その直前の場面を繰り返そうとして、それがユリが彼氏を作って男がユリにそういうことをしようとすると、ミクが出てきて暴れる。
Dr.：で、それでお父さんらしい人間を作っておいて、そしてお父さんに復讐している？
エリ：何て言えばいいのかな。
Dr.：ただ単に同じことを繰り返している？
エリ：ユリが求めていたものは、父親に愛されたかった、優しくされたかった。だからイエスと言い続けた。そこまでは良かったけれど、その得たかった優しさは次の瞬間に崩れてしまい、犯されてしまうから、だからその先の欲しかった優しさを求めるために繰り返して。でもやっぱりユリが連れてくる彼氏も、男は皆そういうことをしようとするから、そこでやっぱりユリが求めているものは崩れてしまって。それはユリが誘っている態度をしているからだと思うんだけど、こっちから見ていて。でも子供の頃のユリが求めていたものはセックスじゃないから、誘っている態度をしていて、性行為をされそうになるとミクが出てきて暴れるということになる。それでユリはイエスと言っているのに、大人しくいい子にしているのに、男の言うことを聞いているのに、いつまで経っても、欲しい愛情がもらえない。やっぱりお父さんみたいにセックスをされてしまうので、満たされないので、次の男の人の前でイエス、イエス、と言ってしまう……。先生、わかる？

Dr.：それはわかるけど。でもセックスが嫌だっていうけど……。本当に好きな人だったらいいの、セックスは？

エリ：ユリ？

Dr.：ユリでも、マリアでもいいけど。本当にすきな人とのセックスはどうなの？
エリ：本当に好きな人とだけなら、一番いいと思う。
Dr.：うん。今、誰かいるの？
エリ：ユリは誰も好きではないでしょう。
Dr.：じゃあ、マリアは？
エリ：マリアは今、一緒に暮らしている彼がいるんじゃないの。
Dr.：その人を好きなの？　でもユリが男を作っちゃうんだよな。
エリ：マリアは今、彼の部屋に住んでいるけれど、ユリが他の彼のところに出ていこうとしたり、電話がかかってきて出かけたり、マリアが戻ってきたり、いろいろ。で、マリアの彼があたふた……。ユリはそのお父さんの場面を繰り返しているだけだから。今日昼間話したんですけど、ユリと。
Dr.：ユリは、自分が消されそうだって。ユリを全部消したいんじゃなくて、ユリが誰でも彼でも呼んできてしまうということを何とかしましょう、ということでしょ。それを繰り返しても、何にもならないでしょ。

エリ：それは教えてあげないと。

Dr.：まさか、知らないわけではないだろう、ユリだって。同じことを繰り返しているからね。その辺は本当に不思議というか。どうしてユリは、そんなにたくさんの男を集めるのか。ノーと言えないだけじゃなくて、自分でも集めているとわかっていて……。

エリ：うん、集めている。

Dr.：集めているでしょう、たくさんいると嬉しいのかな。

エリ：ユリが嬉しいかどうかはわからないけど、集めている。

Dr.：嬉しくないわけがなくて、嬉しいのじゃないとそんなことはしない……。たくさん男性が集まってくることが、嬉しいと思わざるを得ないよね。でも最終的には嫌になるんだよね。だから、ユリは男性がいてもセックスしないんだ。

エリ：いや、してるの見ましたよ。

Dr.：してるの見ました？　嫌いって言ったじゃない。そういうことをするの嫌いだし、そういう時になるとミクが出るって言ったじゃない。

エリ：時には……。

Dr.：時には？（笑）じゃあ、この人は好きだって思ったら、そういうことはいいのかなあ。つまりミクが出て暴れることはないのか。それじゃあ、選んでいるの？　最終的に、セックスできる人とできない人をちゃんと選んでいるの？

エリ：どういう基準で選んでいるかまではわからないけれど、途中でミクが出てきて暴れる人とそうじゃない人がいる。

Dr.：それは自然に選んでいるの？　考えてじゃなくて、何となく自然に選んでいるの？

エリ：そこまではわからない、ユリと話さないと。

Dr.：じゃあ、ちょっとユリを出して。ユリ、今、話していたのは、ユリは男の人をすごくたくさん集めているんだけど、男は嫌いだと言うけれど、集めることが好きなんじゃないか、と話していたんだけれど、たくさんの男がいることが好きなの？

ユリ：誘われるの。

Dr.：誘われるから仕方がない、ということね。

ユリ：（不明）

Dr.：でも、好きでもないのに、電話番号教えたりとかするの？

ユリ：教えないと、好きって言わないと冷たくなっちゃう。

Dr.：冷たくなるのが怖いのか。皆に優しくされたいんだ。日本中皆、世界中の皆から好かれたいの。もう何億人も来て、好きだよって、言ってもらいたいんだ。それとユリだってセックスできる男性とできない男性がいるわけでしょ。

ユリ：うん。

Dr.：できる人は怖くないんだ。

ユリ：マリアが、他の人が知ってて、慣れたらできるようになる……。
Dr.：ちょっと待って、マリアが何で出てくるの？
ユリ：マリアがつきあっている人で、慣れたらできるの。
Dr.：あなたの周りに、男性がたくさんいるじゃない。でも皆とセックスできるわけじゃないでしょう。誰を、どうやって選ぶの？　どうして選ぶの、セックスできる人を。
ユリ：えっと、マリアの彼氏とか。
Dr.：マリアが好きな人なら安心するの？　マリアが好きだったら、セックスしてもいいと。
（ユリからエリへ）
Dr.：やっぱりお父さんとの関係を、繰り返しているんだよね。お父さんとの関係を、失敗しながら繰り返すんだから。
エリ：幽霊みたい。
Dr.：たくさん男を集めてさ、ミクに蹴散らされてさ、何をやっているんだろう、って感じだよね。

エリ：自暴霊ですよね。

Dr.：(笑) 自暴だよ。

エリ：さっき話した時に、ユリがマリアの彼氏を欲しがるって。

Dr.：ああ、そうそう。マリアの彼氏を。でも自分がユリだとわかると、みんな逃げていくって。

エリ：マリアの彼氏を欲しがるのは、自分が好きになれないからマリアが誰かを好きになっていれば、その気持ちに転移して安心して好きになっていくから、マリアの彼氏を好きになっている。

Dr.：ユリにもっと話をしていかなければいけない。考えているというだけで、今日はお終いだから。少しずつ動いていてくれればいいけれど。矛盾した性格だよ。

エリ：ユリとミクがセットですよね。

Dr.：でもまあ、ユリと話をしてうまくいけば、ミクは……。難しいかな。

エリ：ミクも一時ユリと話をして、いい子になっていたんですけど。

Dr.：やっぱりあれは、お父さんに対する敵意から生まれてきた人格なんだろうな。まあ、ミクを出して強くなければいいけれど、自分の家を壊されるのは嫌だからな。

エリ：あの頃、私ももっと皆のこと、よくわかっていた。ミクともしょっちゅう話していたし。

Dr.：皆が少しずつわかり合ってくれれば、本当に安心な人格になってくれたら、それはそれでもっと問題は少なくなっていくんだけれど。だから、エリももうちょっと話しかけて頑張ってもらいたいね。お終い。何やったか知ってる？

マリア：ユリがいた。

Dr.：ユリに、いろんな男の子をたくさん集めるのだけっていうのはもう止めようぜって。そしたら考えるって。マリアの好きな男の人を好きになるのは、そんなに怖くないって。怖くないって言うわりには、いろんな男の人を集めちゃうんだけど、ユリは。そこは矛盾しているんだよね。男が嫌いと言うのに、男を集めちゃう。

マリア：先生、頭が痛い。

Dr.：それでは、今日はＯＫ。

☆マリアの日記

ユリが持っている携帯。また誰かに借りたんだろう。私のを使っていてもいいのに。だってエリの言う通りにしていれば、問題ないじゃない。私たちは、マリア、マリア、マリア、マリア、マリア。そう名乗っていれば、いいだけでしょう。

町沢先生は、統合はうまくいっていると言う。あと少し、催眠を受けて、自分たちがなにを経験してなにをしてきたのか、思い出していけば、そうやって悲しい記憶を身につけていけば、正常な人のように、ひとり、になれる。

時間がずっと続く。

八歳から発症していたというなら、今さら急にひとりになれと言われても、よくわかりません。正直、ひとりでいる感覚がわからないんです。先生。消えないでいるということは頑張っています。どんなふうにしてか、自分では、とにかく消えないでいるように、確かめ回っています。狂人のように。時計ばかり見ています。

なんだってこんなに世界は早くまわりすぎているのか。

私らがどこに辿りつけるというのか。

あたりを散らかして、死んでいくだけ。みんなみんなみんな。

結局、お父さんは懲役七年の刑を下されました。

控訴されるんじゃないか、と恐れていた二週間の猶予期間が過ぎて、検事さんから、お父さんが控訴しなかったと聞きました。

お父さんの虐待によってうまれた人格たちは、もう役目を果たしたように思いますが、一二人で生きてきた時間が長過ぎて、この先、〝治療〟できるのか、わかりません。

一九九五年の八月二五日に、催眠の後に、なんだか一気に、人格が統合したような、へんな感覚になって（それは一晩だけのことでしたが）その時に、ひとりひとりの人格についてのメモをしたものを最後に書いておきます。

I am　いつもみんなの為に良い方法を考えようとしてくれたエリ
I am　甘えん坊でSEXYでいることがきっと救いなんだと信じてお父さんの前で必死だったユリ
I am　すべて崩れ去ってしまえばいいのにと願っていたヨーコ／リーズ
I am　どんな時でも人を愛していようと耐えるばかりだったショウコさん

I am　人種差別からみんなを助けてくれたジェス
I am　遊んでもらうのが大好きだったエリカ
I am　じっと待っていればいつか良い事がくるって諦めなかったリノ
I am　怖がる事のないように悲しむ事のないようにいつも温めてくれたサンド
I am　勇気を信じてたたかい続けたマリア
I am　乱暴ものだけど本当は一番寂しいのに一番強がってたミク
I am　誰も抱きしめてくれなくてずっと昔に目を閉じてしまった小さなS

　このような治療は、一〇回程行われたが、マリアはあまり進展がないまま治療に来なくなった。マリアは私に秘かに自殺を計画しているようだ。離婚、子供を失うということで、マリアの生きようとする意欲を失ったのであろう。未来がなければ多重を治す意欲も湧いてこないのであろう。そして一年後、彼女が埼玉で集団練炭自殺をしたことを新聞、テレビで知ることになった。残念としか言いようがなかった。

12　多重人格の精神療法

多くの精神療法のプロセスを記録したものをみて大体わかるように、私の多重人格の治療の目標は、交代人格が持っているリアルな虐待体験というものをいずれ明らかにし、感情を解放してあげることである。恨み、憎しみ、悲しみ、その感情を解放することがまず一番の目標であり、それは早急にするべきではない。しかしいずれは、それに達しなければいけないものと考える。

虐待の話は大体交代人格が持っているものであり、そのために歪み、籠り、憎しみを持って、主人格の心の奥にうごめいているものである。それによって主人格は、虐待による重荷から多少とも解放され、ある程度、楽に暮らせるようになっているのである。

虐待やトラウマを明らかにするという意味では、多重人格の精神療法は、精神分析的、あるいは力動精神分析的とも言えるものである。しかしこのような虐待の話を聞く時に、すぐに分析的に入るのではなく、虐待というトラウマを明らかにするという意味で分析的なのであって、それのみに専念することは危険なことである。ある程度受け入れ、受容し、支持療法的優しさ、共感性が当然ながら必要である。

しかしその交代人格もさまざまであり、虐待を担っている役割の交代人格から、ひ弱な主人格を現実的に助けようとする交代人格や、保護的な役割を果たす交代人格とさまざまである。その役割に応じて対応の仕方もさまざまである。したがって分析的療法、支持療法、さらに行動療法的な方法を使うこともある。

例えば、本書で紹介したユリという交代人格には、男性の誘惑を断ち切ることができない、あるいは男性をすぐに誘惑してしまう、ということに関して、男性に対してノーと言える強さを身につけるために、行動療法的な治療をした。その効果ははっきりしないが、交代人格から虐待のこと、トラウマのことを聞くことによって、それを主人格に関連させ、主人格が虐待やトラウマを受け入れるように進めていく。しかしその際、主人格はかなり動揺するので、その心の支えが必要となる。そこでは共感的支持療法が是非必要となる。

何も多重人格の精神療法だけではないが、精神療法一般にいうならば「～療法でやりました」と一つの療法に固執することはきわめて危険なことである。やはり臨床というのは、臨機応変、その時その時、相手相手、に応じて、対応の仕方を変えざるを得ないし、変わっていくものである。この柔らかさ、スピード、そしてまた理解のセンスというものが精神療法には必要なものと考えられる。

このように、多重人格というのは、大まかではあるが、自らの虐待を交代人格にあずけ、交代人格がその苦しみを背負うのである。したがって交代人格の中に、怒りの強い人格であるとか、暴れる人格といったものが多いことになる。交代人格がその虐待の重荷を背負うことによって、主人格は虐待の重荷が軽くなり、比較的健全に生きることが可能になってくると思われるのである。しかしそれは根本的な解決ではないことは言うまでもない。主人格は、虐待からの被害から軽くなったとしても、その分、自分の人格の統一性が危なくなるのである。多重人格は不十分な人格の防御メカニズムであることがわかる。

ところでボーダーラインという人格障害も多くの虐待やトラウマが関与しているることがわかっている。したがってボーダーラインと多重人格は合併しやすいのである。

現代になればなるほど幼児虐待が多くなり、それに纏わる精神障害が多くみられるようになったのである。虐待体験は、多重そのものを作り出す原因の一つと考えられるが、ボーダーラインでは、虐待によって、幼児期の人格の成長に歪みが生じ、不安定となり、衝動的で、気分変動が激しい性格になっていくものと考えられる。もっとも、全ての人が虐待を受けるわけではない。遺伝性が強い人もおり、多重に比べると、ややトラウマは少ない。

Ⅱ

境界性人格障害（ボーダーライン）

1　境界性人格障害（ボーダーライン）

ボーダーラインの人たちは、対人関係や感情がきわめて不安定であり、人に見捨てられることを強く怯えている。つまり、自立が十分にできていないといってよいものである。

また不適切な怒りを強くもっており、当然ながら突然怒りが爆発することもみられるものでもある。また自殺行為や自傷行為もしばしばみられるものであり、対人関係もきわめて不安定なものである。

彼らは共感性が全くないというのではない。人に共感したり世話をしたりすることはできるが、それは相手がそこにいて、お返しに自分の求める欲求を満たしてくれることを期待してのことだけである。つまり利益に関わる限りには共感性を示すが、自分に何ら利益がないとなると全く共感性を示さない、というものである。

彼らの中には、ＡＤＨＤという診断を同時に持っていることがかなりみられる。ボーダーラインはまた、気分障害との合併がよくみられるものである。一番多いのはうつ病であり、時に躁うつ病（双極性障害）も含まれている。しかしその境界性人格障害のうつ病と言っても、そこには虚無感がかなり濃厚にみられるものであり、その点でうつ病とはいささか異なるうつ病と言ってもよいものである。

ボーダーラインの診断を述べてみる。

1　現実に、または想像の中で見捨てられることを避けようとする、なりふりかまわぬ努力

2　理想化とこき下ろしとの両極端を揺れ動くことに特徴付けられる、不安定で激しい対人関係様式

3　同一性障害

4　自己を傷つける可能性のある衝動性で、少なくとも二つの領域に渡るもの

5　自殺の行動、そぶり、脅し、または自傷行為の繰り返し

6　顕著な気分反応性による感情不安定性
7　慢性的な虚無感
8　不適切で激しい怒り、または怒りの制御の困難
9　一過性のストレス関連性の妄想様観念、または重篤な解離性症状

このうち五つがあれば、ボーダーラインと診断されるものである。

このようなボーダーラインの人たちは、大体家庭内暴力を頻繁に繰り返す人たちである。しかし中には、外でも暴力を示す人が少なからず見られるものである。

一人で歩いていて、向こうから男女が手をつないで歩いてくると嫉妬に駆られ、「ブスなのに、デートなんてするなよ」と罵倒して、相手がびっくりして逃げてしまうことが見られたりする。

あるいはまたデパートで物を買っていても、その売っているものにけちをつけ、店員と大喧嘩してしまうこともしばしばである。

また女性では、仕事やアルバイトが長く続かないので、結局水商売に至る人が多い。キャバクラといったようなものが一番多いのであるが、中にはソープ嬢と

なっている人もいる。

リストカットはしょっちゅう見られるものであり、手首はその傷で埋め尽くされている。

依存性が強いので恋愛なしには生活できないのであるが、その恋愛に失敗した時、つまり失恋した時に、大体自殺未遂を行うことが多い。

一九九三年にザナリーニは「ボーダーラインは衝動スペクトラム障害とみるのが一番妥当である」と主張した。つまり、感情スペクトラム障害の変形とみるのは妥当ではない、ということである。

この考えは、一般的にかなり普及している考えである。ボーダーライン、つまり衝動性がきわめて強いというのが一番の特徴ではないか、と考えるのである。

アメリカでは、ボーダーラインの人たちは幼児期に虐待を受けていることが多いということが、つとに報告されている。

ハーマンの報告によれば、ボーダーラインでは一八歳までに身体的虐待を受けているのは七一％であり、性的虐待を受けているのは六七％だと報告されている。

アメリカのボーダーラインは、身体的虐待と性的虐待が高い頻度で認められるということがわかる。

このような高い虐待の存在は、ボーダーラインというのはPTSD、つまり心的外傷後ストレス障害ではないか、と主張する人がいるぐらいである。

私は自分の娘と一緒に日本人のボーダーラインの虐待の状況を知ろうとして、アメリカ作成の虐待スケールと親子の結びつきテストを用いて、ボーダーライン四五人、非ボーダーライン（うつ病が六〇％に不安障害が四〇％）四五人を対象に、虐待と過保護について、自己傷つきテストによる調査を行った。

虐待はすべて、ボーダーラインが対照群よりも多かった。ボーダーラインと非ボーダーラインの虐待を比較すると、全ての虐待はボーダーラインに多くみられた。私はボーダーラインにはあまり多くない、特に性的虐待はあまりないと思っていたのであるが、性的虐待は顕著にボーダーラインの方に多いものであることは図2、3に示す通りである。

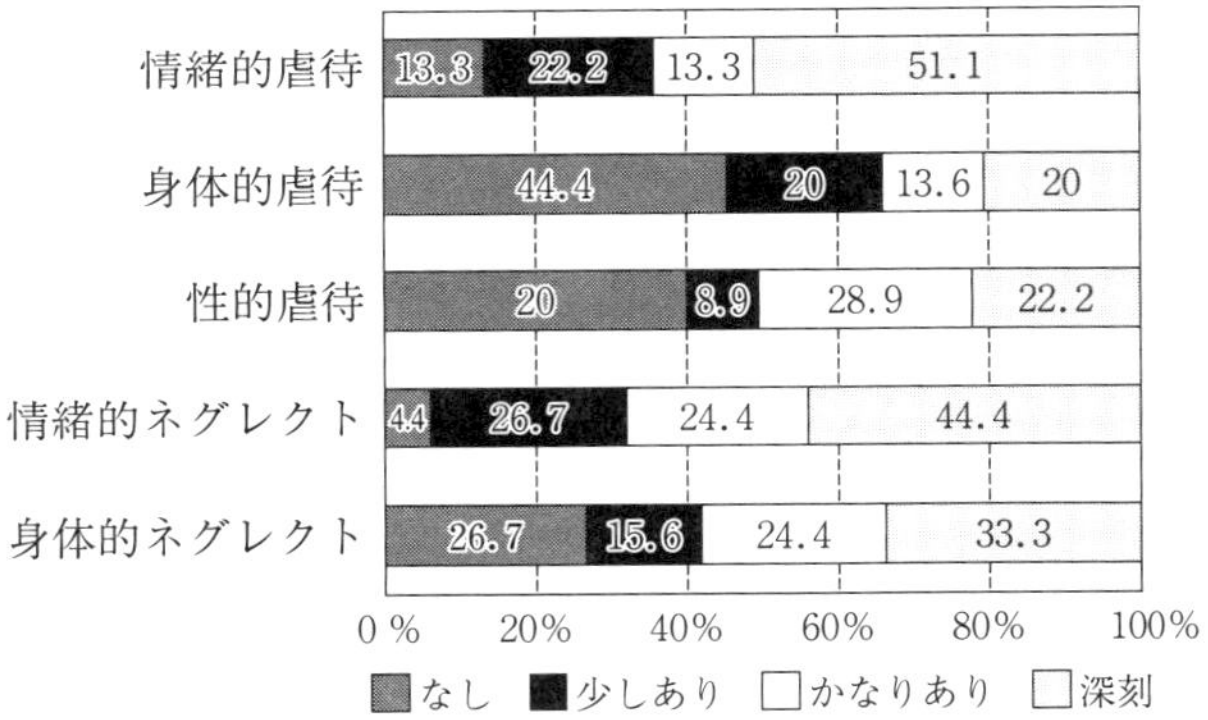

図2 ボーダーライン患者〔45人〕
（町沢さやか・町沢静夫による2004年の調査より）

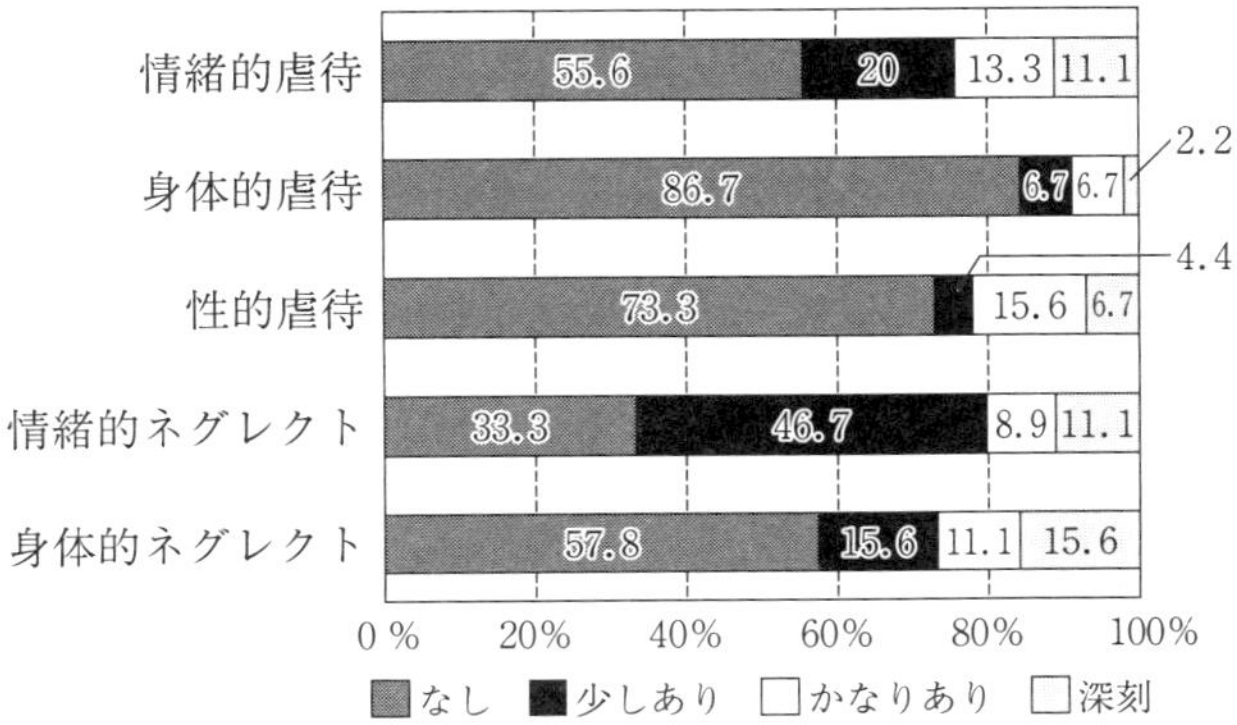

図3 患者（うつ病、不安障害など）〔45人〕
（町沢さやか・町沢静夫による2004年の調査より）

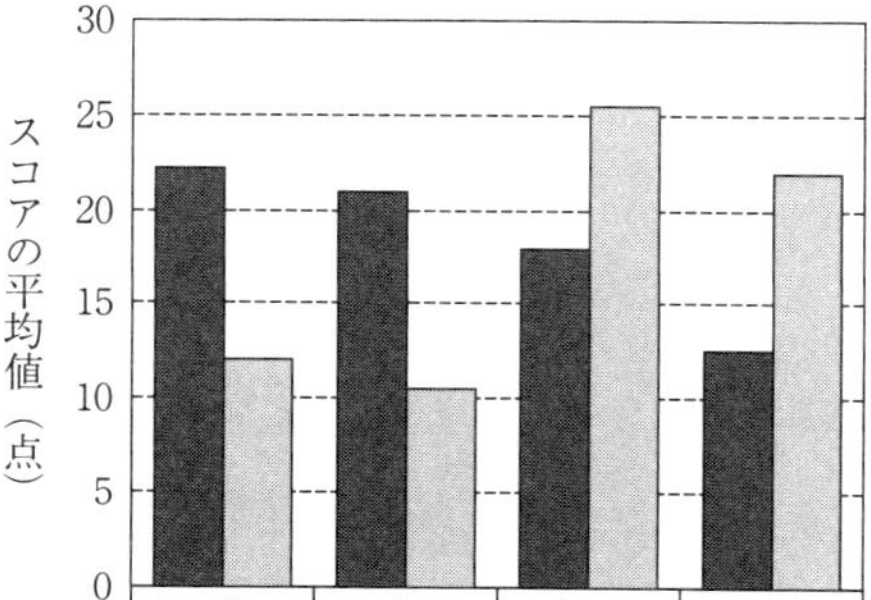

	母親の過保護	父親の過保護	母親からのしつけ	父親からのしつけ
■ ボーダーライン　45人	21.2	20.27	18.07	12.47
□ 非ボーダーライン（うつ病、不安障害など）　45人	12.04	10.22	25.4	22.13

■ ボーダーライン 45　□ 非ボーダーライン（うつ病、不安障害など） 45

図4　親子の結びつきテスト
（町沢さやか・町沢静夫による2004年調査より）

深刻な性的虐待を受けた者は、ボーダーラインでは二二・二%、非ボーダーラインの患者、つまりうつ病、不安障害などでは六・七%であり、圧倒的にボーダーラインに多かった。

また身体的虐待は、深刻なものはボーダーラインでは二〇%、非ボーダーラインでは二・二%と、これもまた大きな差が見られた。

また情緒的虐待、つまり激しい言葉の暴力は、深刻なものはボーダーラインでは五一・一％、非ボーダーラインではわずか一一・一％であった。

このようにボーダーラインは、日本でもかなり高いレベルで虐待を受けていることがわかった。

かくて日本では、アメリカほどではないにしても、ボーダーラインはかなり虐待を受けていることがわかったのである。

またボーダーラインの過保護ないし、しつけはどうかという調査では、ボーダーラインの方が過保護に育ち、かつしつけがなされていないということが見出されている。これも図４に示す通りである。

つまりボーダーラインの方が、「しつけなき過保護」になっているということである。

日本では、虐待が年々多くなっている傾向にある。さらにまた過保護も多い。それでいてしつけができていないということが、私のいろんな調査からもわかっている。

そのことを考えると、日本ではボーダーラインが段々増えているということを裏付けていることでもある。

ボーダーラインが増えているということは、既に述べたようにボーダーラインの人たちは共感性が限局的であり、しかも自分の都合のよい時にしか共感性を示さず、不都合な時には共感的に対応しないという自己中心性がみられるのであり、それによってキレるということがよく起こるのである。

私は、以前は日本のボーダーライン患者はアメリカに比し、過保護（依存性）がみられるのではないかと思っていた。そこで二〇〇四年八月に、アメリカ作成の虐待スケールと親―子の結びつきテスト用いて、ボーダーライン（全て女性）四五人、非ボーダーライン（うつ病が六〇％、不安障害が四〇％）四五人を対象に、虐待と過保護について自己記述テストによる調査を行った（町沢さやか・町沢静夫、二〇〇四、図2・3・4参照）。

虐待は全てボーダーラインが参照群よりも有意に多かった（有意水準一％以下）。かくてボーダーラインの人たちは、圧倒的に虐待を受けていることがわかった。特に性的虐待が対照群に比し圧倒的に多かったことは私には意外であった。私のそれまでの聞き取りだけの調査では、数人しかいかなかったからである。その他身体的ネグレクト（スキンシップの不足）、情緒的ネグレクト（温かさの不足）、情緒的虐待（言語上の攻撃）が顕著に多いものであった（図2・3参照）。

過保護については、私の予想以上にボーダーラインに多くみられた（図4参照）。特に母親のみならず父親にも同等度みられたことは、全く予想外であった。しかし、しつけは両親いずれの側からも、ボーダーラインの方がその他の精神障害者よりも低いスコアになっている。このことは、過保護の強さと矛盾するように思えるが、しつけなき過保護ではないかと私は考えている。

ともかく、日本のボーダーラインは親から過保護を受けていることが明白になった。過保護はそれ自体、自立を遅らせる要因ともなるが、他方では、過保護によって生じる依存性がかえって治療を支え、治療効果を高める側面ともなる。ここに、日本のボーダーラインの治療のドロップアウトの少なさと、治療効果がアメリカより高いことの理由の一つがあるように思う。このことは私が以前から主張していたことであり、今回の調査によってそれが証明されたことになる。

アメリカにはこのような細かい調査はなく、身体的虐待、性的虐待、情緒的ネグレクトのみが多いことが報告され、過保護の報告はなされていない。ここに日米のボーダーラインの特徴の違いがよく現れている。アメリカの方が厳しい虐待の現状があり、それだけアイデンティティの混乱が大きく、感情の混乱も激しいと思われる。

こうした違いは治療上重要であり、アメリカの研究者の精神療法をそのまま採用するのではなく、日本独自の精神療法を考慮すべきことを示唆している。

私の臨床経験では、過保護だからこそ虐待が生じ、虐待をするからこそ、過保護にもなるということが日本の特徴なのかもしれない。また、多重人格では、親の過保護的側面は少ないことが多い。

むしろ一貫して、虐待的、かつ冷淡にみえる。

2　症例

【症例　抑うつ気分優位型の女性】

この患者は、当時一七歳の女性であるが、高校への登校拒否ということで両親に連れられて受診してきた。彼女の登校拒否のきっかけは、新しい学年になって、そのクラスに入れてもらえない、あるいは入ってはいけない、拒否されているようだ、と訴え、登校拒否を始めている。要は学校という社会的場面では友人を作るのが苦手であると同時に、自ら作ろうという積極性に乏しいのである。また友人を作っても、自分が受け入れてもらえるかどうか、いつも不安が強かった。しかし家では電話なので結構友人と連絡を取り、友人が遊びに来ると別人のように楽しそうにつきあうという。このように対人関係を自ら求める側面はみられた。しかし母親との対人関係が主で、母親への依存が強かった。

いったん学校に行けば、それなりに第三者から見るとうまく皆に溶け込んでいるように見えるが、家に帰るとぐったりとして、学校では皆が自分を拒否しているし、嫌われていると言い、母親に暴力を振るったり、リストカットと大量服薬による自殺未遂を既に四回ほど行ったりしていた。やがて全く学校に行かなくなり、自分の部屋のベッドでゴロゴロとしているばかりであった。治療意欲は乏しく、通院には両親の付き添いが必要であった。

治療初期のある日、突然夜中にビルの四階から飛び降り自殺を図ったが、辛くも助かった。そのため母親の付き添いで、数日から数週間の入院が必要な時もあった。治療場面での彼女は無気力でアパシーが強く「いつ死んでもかまわない」「この人生は生きるに値しない」という虚無的で投げやりな抑うつ気分をいつも抱いていた。感情の起伏はきわめて激しかったが、自己の構造面の障害はあまり認められなかった。むしろ情緒のコントロールのなさ、孤独への耐性欠如、依存性、あるいは無気力といったものが主にみられた。その後、彼女は学校を辞め、やがて専門学校に移ることによって少しずつ落ち着き、感情も安定するようになった。この間、一年間かかっている。現在、治療は、終結となっている。

この症例に対する心理療法は、感情をできるだけ言語化し、行動化に至る前の感情を親や治療者と共に検討し、その対策を考えることであった。やや認知行動療法的でもあったが、自然に家族療法にもなっていた。薬物療法は、抗うつ剤（amitriptyline30mg/day）と抗不安薬（bromazepam/day）を使ったとはいえ、薬物療法よりも家族療法や学校の選択といった生活環境の調整の方が効果的であった。

3　ボーダーラインと多重人格

思春期、青年期の多重人格の人は、およそ七〇％前後はボーダーラインを合併しているものであった。親から、あるいは他の人からの虐待を経験するということは、性格の成長、人格の成長に、大きなハンディキャップを負うことになる。そして虐待があるということ自体、多重になりやすいということは言うまでもない。

ある二六歳の女性が、うつ、そして過食発作を治して欲しいということでやって来た。今まで一〇回程度、大量の服薬自殺を試みている。大量服薬、それを私たちはＯＤ（オーバードウズ）と呼んでいるが、これはボーダーラインの人にきわめて多いというものである。死ぬ気でたくさんの薬を飲むということもあるが、多くは「たた眠っていたい」ということで大量の薬を飲む。では「それぐらい飲んだら死ぬこともあるのではないか」ということになるが、「それならそれでもいいと思うんです」と答えることが多い。また、リストカットが決まりきってみられる。

彼女の手首には無数のカッターナイフの傷があり、長袖のシャツを着ないでは外に出られない状況であった。うつが強いという状況であり、「もう死んでも構わない、生きている意味がない」という虚無感も強かった。

小さい時に父親から虐待を受け、それは暴力虐待、身体的虐待、情緒的虐待（暴言）を受けていた。そのためにいつも怯えがあって、学校に行っても、過呼吸発作をしょっちゅう起こし、時には「家に帰って下さい」と先生に言われていた。また過食発作もひどいものであった。夜中にお腹がぱんぱんになるほど食べて、その過食をほぼ毎日繰り返すのであった。それでいて太ることを怯え、過食をした後に太ることに悩み始め、いつもリストカットをやってしまうのである。過食直後は、気持ちが少し晴れるのであるが、しばらく経つと「これは太る」ということで、またうつに戻ってしまうのである。過食というのは、うつには全く意味のないものであった。

私はボーダーラインスケールというものを作っている。それは五〇項目からなり、二八項目以上が○だとボーダーラインの可能性が高いと判断するものである。彼女は四〇項目も○が見られ、ボーダーラインの範疇に入るものと考えられた。

彼女は中学の段階で、すでにもう学校に行くことは諦めていた。「多くの人がいるところにいることはできない、多くの生徒がいる中に入っていくことができない、緊張する、ムカつく」というものであった。当然、彼女は高校に行かなかった。しばらく居酒屋で働いていたが、そこにいるのも辛くなり、結局、キャバクラに入ることになった。一六歳からキャバクラで働いていたのである。それと同時に、彼女は、家を出て、一人で暮らし始め、キャバクラのお金で自立することは可能であった。しかしそのキャバクラもちゃんと働くということは容易ではなく、休むことが多かった。

このような彼女を一年間診ていたが、定期的にちゃんと通うものではなく、自分の好きな時にやって来るというものであった。ボーダーラインにしては、主治医にかなり忠実であり、信頼していた。信頼関係自体はよくできていたと思うが、気分変動、体調の変動が強く、根気が続かないのである。仕事にしても、また治療にしても、粘り強さに欠けるものであった。

そのような状態で一年くらい経った時、解離性健忘の症状が少しみられるようになった。つまり気がついたら、薬を多量に飲んでしまっていたとか、知らぬ間に夜お菓子を大量に食べていたといった、物忘れがひどいのである。この記憶の障害は、「記憶がなくなる」「記憶が飛ぶ」と表現するのである。このような言葉を聞いた時、ひょっとして多重人格ではないかと思い、そのことを告げると「そういえば頭の中で何か混乱することがある」と言うものであった。そこで外来で、「別の人格がいないかどうか」「いるなら出てきて欲しい」ということを訴えると、かなり時間がかかって、やっと人格が出てきた。そして、多くの交代人格が出てきた。リストカットがあり「彼がやった」と言う。彼の話し方は当然、男の話し方であるが、主人格について聞くと「あいつは気が弱くて、体も弱いから、嫌いだ」と言っていた。虐待の有無について聞くと「父親が殴っていつも苦しんでいた。そこから自分が出たのではないか」と述べていた。この男の交代人格はきわめて強暴という風に思われたが、話してみればそれほどでもなかった。しかしいざとなれば、強い面が出ることは容易に想像できるものであった。「優しい人格はいないのかな?」と聞くと「Cという優しい女性の人格がある」と言う。しかし優しい分、外にあまり出たがらないのである。怖がっているといってよいものである。

このように私の外来に来るずっと以前から、多重であったことが判明した。本人は多重であることを認めたくなかったようである。したがって、交代人格を出すことにいつも躊躇し、時には拒むこともあった。私は無理に交代人格を出すことをしなかった。暴力的な男性の交代人格は、主人格の意識を奪って、倒すことがあった。それは客観的に言うと、過呼吸発作で倒れているものであった。そしてまた、リストカットすることを、その強い人格は強要することもあったのである。

ある時、別の交代人格、Cが出てきた。「トラウマを一番多く抱えている」と言う。もちろん強い人格もトラウマの記憶を持っているが、Cという人格がそれよりも多くのトラウマを抱えていると言う。そのため親への殺意を持っているのである。彼女自身はリーダーという風に考えられた。リーダーというのは、他の交代人格に指示を出し、命令し、外に出させるのである。その後、交代人格があまりにも出過ぎて、苦痛と訴えることが多くなった。

この例のように、ボーダーラインと多重人格の関係は、根深いものがあると思われた。既に述べたように、ボーダーラインにも虐待が多く見られるものである。当然ながら、多重人格には虐待はつきものであり、したがって両方が合併することは当然のことと思われた。

私が取り上げた多重人格のヒロ、あるいはマリアの二人も、典型的なボーダーラインと思われた。衝動性、気分変動、リストカット、大量服薬（ＯＤ）、うつ気分、虚無感、死の願望、これらはここで取り上げた多重人格にも共通して見られるものであり、それはまた同時にボーダーラインの症状そのものでもあった。

4　おわりに

このように多重人格の実例を提示したが、多重人格特有の治療法というものは、特にあるわけではない。あたかも家族療法をやっているかのような趣すらある。ほんのわずかばかりでも多重人格の治療の経験があれば、患者のちょっとした動きから、その人が多重か、多重でないか、すぐに見つけ出すことができる。時には多重人格とわかっていても、それを認めるのが怖くて交代人格を出さない人もいる。それはそれで仕方のないものとして通過していくべきである。所詮自分の責任で生きていかなければならないからである。しかし大体は最初においてだけ交代人格を出すのに時間がかかるが、一度出始めると、そしてまた治療者に信頼を寄せれば寄せるほど、簡単に交代人格は出てくるものである。

虐待やトラウマの体験を抱えている交代人格は、いずれも厳しいものである。厳しいからこそ、多重人格という防衛のメカニズムをとったのである。つまり、虐待やトラウマの恐怖に追い立てられ、挙げ句の果てに自分の人格を解離して、その体験を薄めているといってもよいものである。この防衛していることを、十分理解して治療に当たらなければならない。

彼らの本当の苦しみを理解してあげることが、すべての治療の要である。いずれの精神障害も、多かれ少なかれトラウマや虐待を経験していることが多い。その極端な例が多重人格に過ぎないのであって、多重人格の治療が特別奇妙な治療ということにはならない。未だに多重人格などない、などと主張する精神科医や臨床心理士、あるいはまた、多重人格なんて気持ちが悪い、と言う専門家が少なからずいるが、私のこのような説明を知って、どうか普通の精神療法、あるいは普通の治療とあまり変わらないことを理解してもらえれば、本書の意図の大半を果たすことになる。

すべての精神障害、またその治療は、トラウマとの戦いである。そして、多重人格、つまり解離性同一性障害も、またその典型的な例だと思う。

【著者略歴】

町沢静夫　（まちさわ　しずお）

1945年　新潟県糸魚川市に生まれる

1968年　東京大学文学部心理学科卒業

1976年　横浜市立大学医学部卒業

　　　　東京大学付属病院分院神経科勤務

1986年　国立精神・神経センター精神保健研究所室長

1994年　町沢メンタル・ヘルス研究所開設

1998年　立教大学コミュニティ福祉学部教授

2004年　町沢メンタルクリニック開業

現　在　精神科医・医学博士、町沢メンタルクリニック所長

専　攻

思春期・青年期精神医学／社会病理学・異常心理学／心理療法・犯罪学

主な著書

『ボーダーラインの心の病理』（創元社）、『成熟できない若者たち』（講談社）、『閉じこもるフクロウ』（朝日新聞社）、『ボーダーライン』（丸善ライブラリー）、『あなたの心にひそむ《見捨てられる恐怖》』（ＰＨＰ研究所）、『こころの健康事典』、『心の壊れた子どもたち』（朝日出版社）、『臨床心理学』（医学書院）、『ぼくの心をなおしてください』（幻冬舎）

多重人格とボーダーライン

●――2012年６月20日　初版第１刷発行

著　者――町沢静夫

発行者――井田洋二

発行所――株式会社　**駿河台出版社**

〒101-0062　東京都千代田区神田駿河台３－７

電話03(3291)1676番(代)／FAX03(3291)1675番

振替00190-3-56669

製版所――株式会社フォレスト

ISBN978-4-411-04023-7　C0011　¥1800E